Prof. Dr. Ingo Froböse



# BANDSCHEIBEN Akut-Training

Täglich 10 Minuten für einen schmerzfreien Rücken

Mythen, Wahrheit und was wirklich hilft

# Inhalt

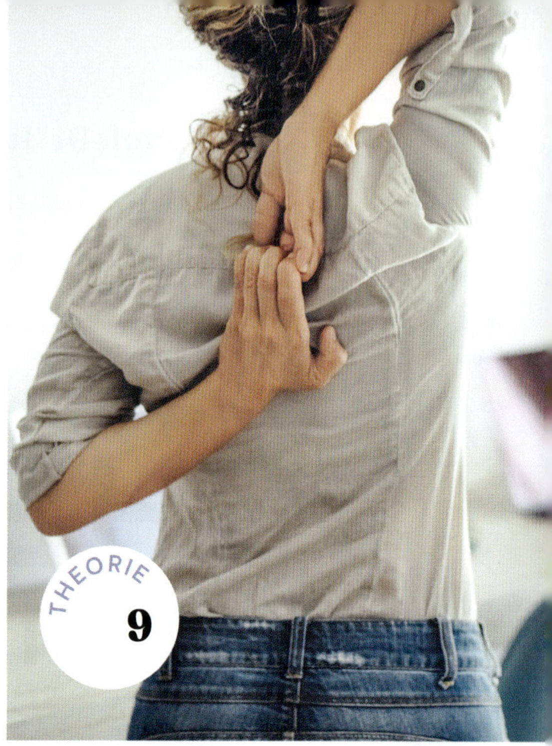



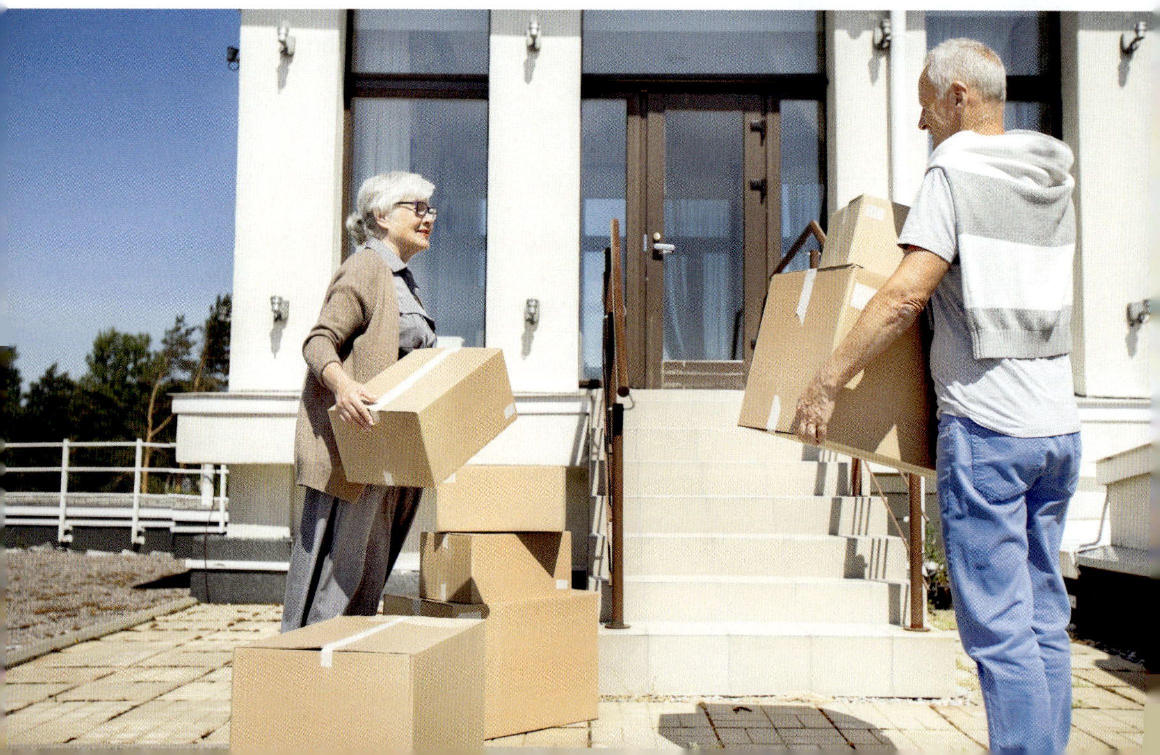

# Theorie

# Praxis



# Service

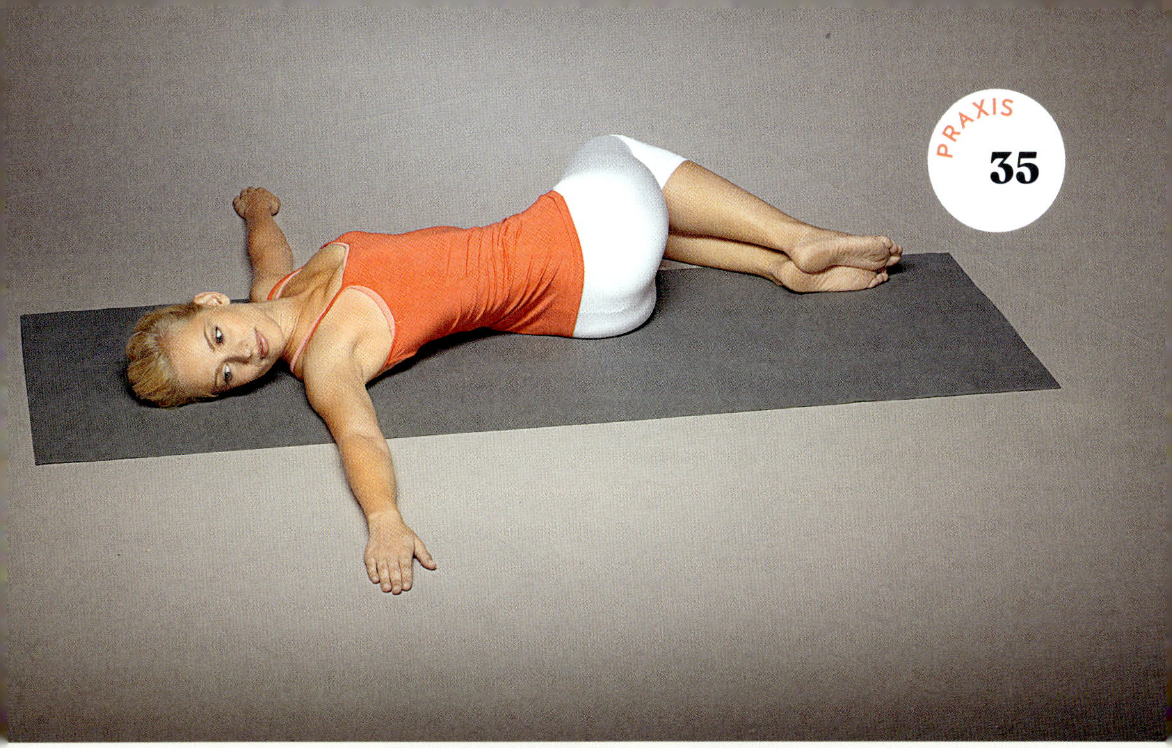

PRAXIS 35

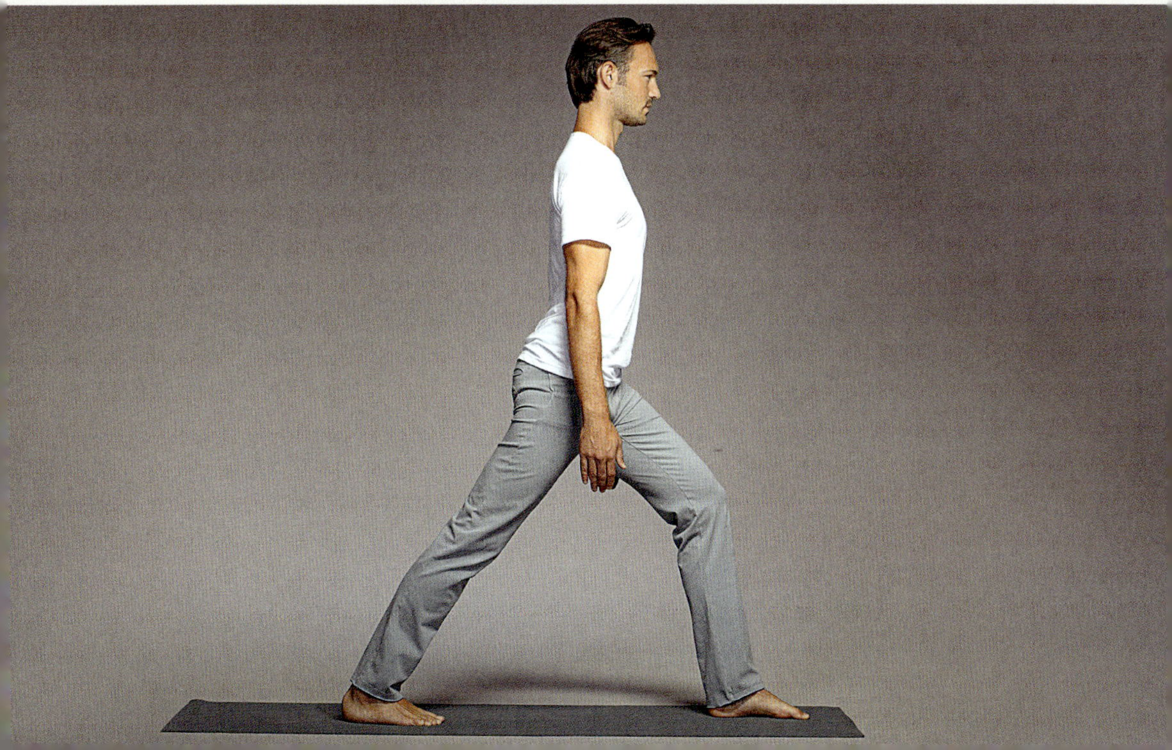

»Wenn der Rücken Schmerzen bereitet, lautet mein wichtigster Rat: Sie können etwas gegen den Schmerz unternehmen! Bleiben Sie also gelassen.«

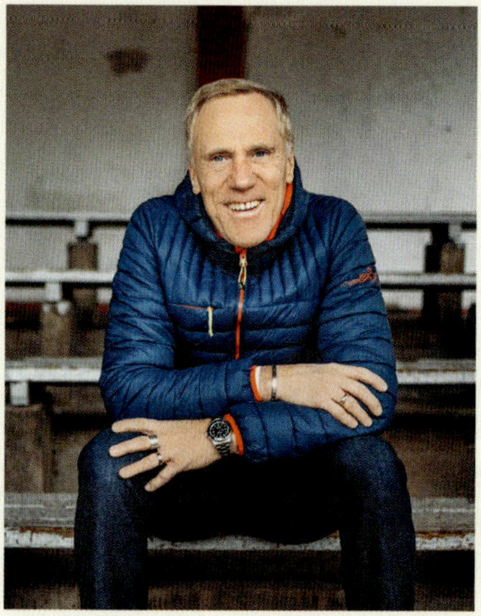

## PROFESSOR DR. INGO FROBÖSE

ist Universitätsprofessor für Prävention und Rehabilitation im Sport an der Deutschen Sporthochschule Köln. Dort leitet er das Institut für Bewegungstherapie und bewegungsorientierte Prävention und Rehabilitation. Er hat zahlreiche Bestseller zu den Themenbereichen Gesundheit, Ernährung und Sport verfasst. Zudem ist er ein gefragter und geschätzter Ratgeber vieler Medien, unter anderem *Stern, gesund leben, Brigitte, Men's Health.*

Ein Leben lang einen gesunden Rücken zu haben, das ist möglich! Dazu bedarf es des regelmäßigen Trainings der Muskulatur. Vom Älterwerden allein bekommt man jedenfalls keine Rückenschmerzen. Das gilt aber nur, wenn Sie aktiv bleiben!

Tatsächlich weisen viele Frauen ab 50 bereits zu wenig Muskelmasse und Muskelkraft auf. 60-jährige Männer leiden zu 70 Prozent unter Muskelmassenverlust – das ist eine der Hauptursachen für den Rückenschmerz gerade in der Phase des Älterwerdens. Der schleichende Beginn setzt allerdings schon mit 20 bis 30 Jahren ein. Daher sollte man so früh wie möglich etwas dagegen tun und Training betreiben, denn der einzige Garant dafür, dass die Wirbelsäule stabil und der Rücken beweglich, aktiv und leistungsfähig bleibt, das ist nun einmal die Muskulatur. Degeneration der Muskeln gibt es in einem normalen Leben immer nur dann, wenn nichts für deren Kräftigung getan wird.

Zu den Bandscheiben gibt es spannende neue Erkenntnisse. Sie sind jedenfalls in der Regel nicht die Übeltäter – anders als es uns der Volksmund glauben machen möchte. Sollten sie tatsächlich einmal geschädigt werden, bestehen gute Chancen auf Heilung!

Ich wünsche Ihnen viel Erfolg mit den Übungen in diesem Buch!

*Ingo Froböse*

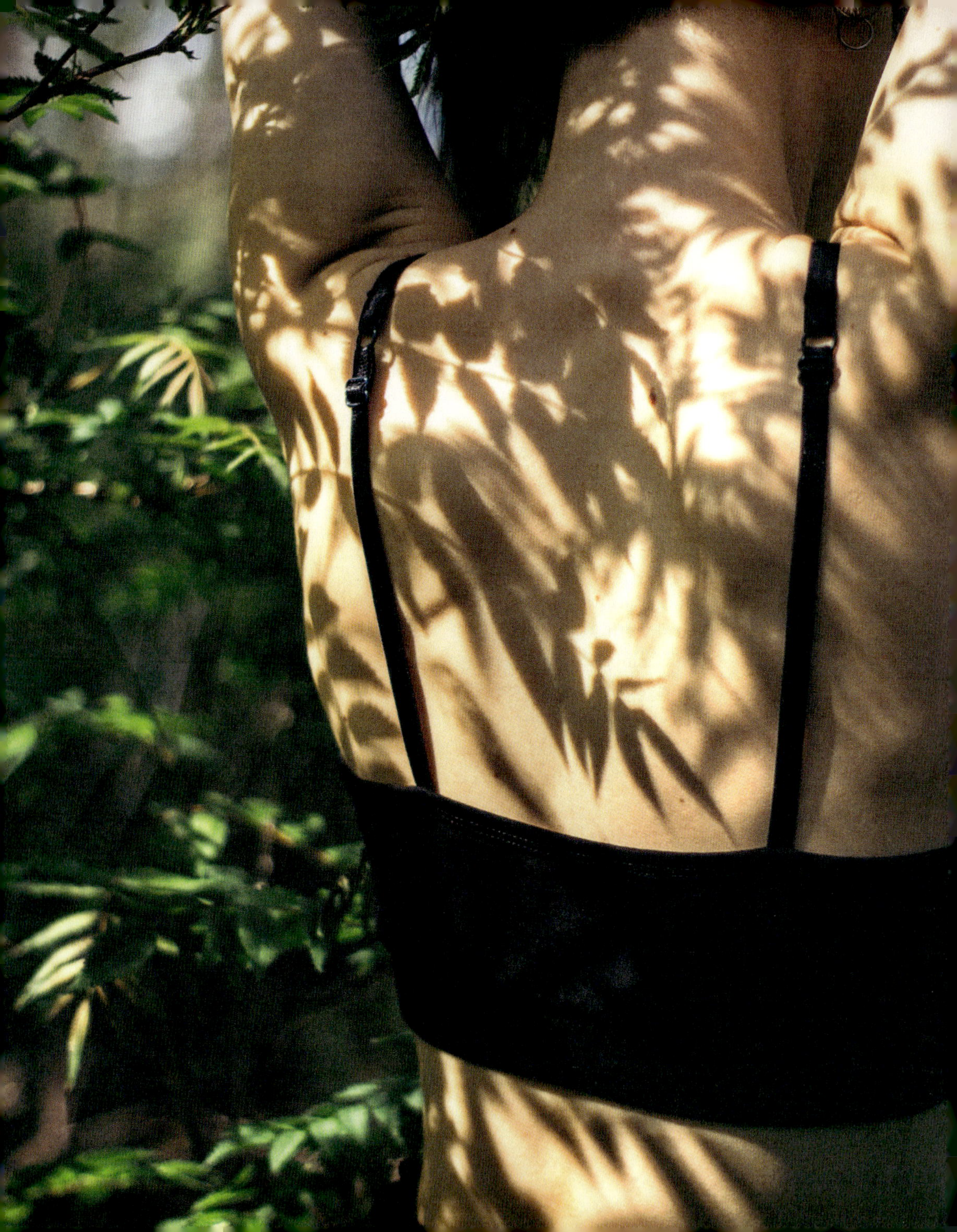

# Rückenschmerz, kein Schicksal

Viel sitzen und wenig Bewegung fordern Rückenschmerz geradezu heraus. Die gute Nachricht: Dagegen können Sie etwas tun.

# Mythos Bandscheibe

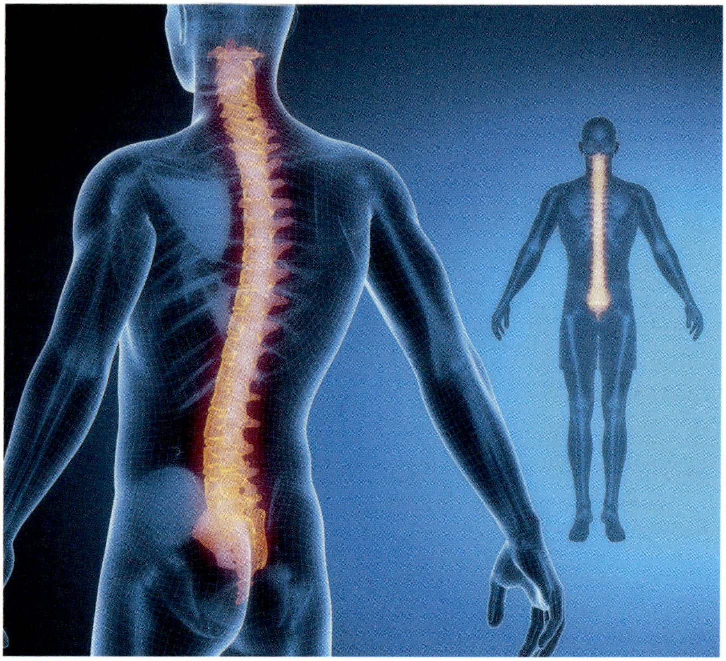

Wenn es um Rückenschmerzen geht, kommen den meisten Menschen als Erstes die Bandscheiben in den Sinn. Dabei sind sie in Wirklichkeit ein unkomplizierter Teil des Rückens: Nur zwei bis drei Prozent der Rückenschmerzen gehen auf einen Bandscheibenvorfall zurück!

Entgegen der landläufigen Meinung sind Bandscheiben keineswegs extrem empfindlich und müssen also nicht sanft behandelt werden. Im Gegenteil: Eine Bandscheibe kann kurze Zeit einen Druck von 1500 kg aushalten. Wenn man Sportler beobachtet, sieht man, welche Kräfte auf die Bandscheiben einwirken können!
Damit Bandscheiben elastisch bleiben, brauchen sie starke Beanspruchung. Denn sie ernähren sich nach dem Funktionsprinzip des Küchenschwamms: Nur wenn sie kräftig zusammengedrückt werden, fließt das verbrauchte Gewebswasser aus dem Knorpel heraus (Dehydration) und frisches, nährstoffreiches Wasser kann hineinströmen (Hydration), wenn sie sich wieder ausdehnt.

*Die Wasserversorgung aus den angrenzenden Wirbelkörpern ist entscheidend für die Ernährung der Bandscheibe.*

Die Menge an Wasser, die die Bandscheibe verlassen kann, ist begrenzt – sie ergibt sich durch das Gleichgewicht von Kompressions- und Bindungskraft. Die ausreichende Menge Gewebswasser ist ausschlaggebend für die Stabilität der Bandscheibe. Unsere Bandscheiben sind tatsächlich ein wunderbares Konstrukt. Sie stellen eine wichtige und hilfreiche Verbindung zwischen den Wirbelkörpern her und unterstützen die Gelenke durch kraftvolle Übertragung der auf sie einwirkenden Kräfte.

## Frisbeescheibe? Von wegen!

Schon der Begriff Bandscheibe für diese einzigartige Struktur, die zwischen den Wirbelknochen liegt und mit ihnen verbunden ist, ist unglücklich gewählt. Oft werden die Bandscheiben als flache Scheiben beschrieben. Es sind jedoch keine unabhängigen Gebilde, die wie lose Frisbeescheiben zwischen den Wirbelkörpern schweben, auch wenn man sie oft so beschrieben oder dargestellt findet. Deshalb werden manchmal auch nicht die richtigen Diagnosen gestellt. Bandscheiben sind vielmehr fest mit den Wirbelkörpern verknüpft. Darüber hinaus handelt es sich bei ihnen um

- *lebendige Knorpelstrukturen zwischen den Wirbelkörpern (sie bestehen aus dem gleichen Material wie unsere Ohren) und*
- *anpassungsfähige Energiekompensatoren.*

Diese flexiblen Gebilde enthalten einen gallertartigen Kern, der straff zwischen die Wirbel eingepasst und durch starke Bänder mit

den tiefen Rückenmuskeln verbunden ist (Abbildung *Seite 23*).
Man kann sich den Aufbau einer Bandscheibe auch entsprechend einer Zwiebel vorstellen: Der äußere Teil entspricht dabei den dünnen braunen Schalen der Zwiebel, der innere Teil der dickeren weißen Schicht und der zentrale Kern der Bandscheibe (Nucleus pulposus) ist dem Kern der Zwiebel vergleichbar. Bei den Bandscheiben ist eine Schalenstruktur von außen nach innen erkennbar. Die Schalen sind unterschiedlich dick und sie unterscheiden sich je nach Bandscheibe ein wenig voneinander.

## UND SIE HABEN DOCH NERVEN

Bereits 1934 konnte in einer Studie gezeigt werden, dass die äußeren Schichten der Bandscheiben, das äußere Drittel, mit Nerven versorgt sind. Daher können sie auch Rückenschmerzen verursachen. Deshalb halte ich bestimmte aktuelle Therapien für Vernichter einer eigentlich lebendigen Struktur: beispielsweise Methoden, die die Bandscheiben manipulieren, chirurgische Techniken, um sie ganz oder teilweise zu entfernen, sie mit Kälte anzuspritzen, zu überhitzen oder zu verbrennen. Da wünsche ich mir einen ganz anderen Umgang mit den Bandscheiben. Und es lässt sich festhalten: Die Schmerzproblematik in der Wirbelsäule kann alle umliegenden Strukturen gleichzeitig betreffen, ohne dass es in dieser Weise beschrieben würde.

***Auch wenn ihre Nervenversorgung nicht so reichhaltig ist wie die der umgebenden Bänder und Knochen, sind Bandscheiben keineswegs leblos.***

## EINE WICHTIGE »RANDERSCHEINUNG«: BLUTGEFÄSSE

In den äußeren Schichten der Bandscheibe wurden auch Blutgefäße gefunden. Sie versorgen sowohl die Bandscheibe als auch die Wirbelkörper und darüber hinaus weitere knöcherne Strukturen.
Die Blutgefäße findet man in der dünnen Schicht, also an der Außenseite der Bandscheibe – im Bild der Zwiebel wäre das die Entsprechung der braunen Schale.

## WAS GESCHIEHT BEI VERLETZUNGEN?

Verletzungen der Bandscheiben werden häufig bildhaft mit Worten wie gerissen, abgebröckelt, degeneriert, prolabiert oder herausgerutscht beschrieben. Doch diese Begriffe geben gar nicht wieder, was mit den Bandscheiben tatsächlich geschieht.
Schlimmstenfalls können verletzte Bandscheiben uns daran hindern, uns normal zu

bewegen. Das kann dramatisch sein. Aber eben weil die Bandscheiben mit Nerven versorgt sind, können sie bei bestehender Belastung, Bedrohung oder Gefahr auch Alarm aussenden. Im Falle einer Verletzung sind übrigens in der Regel auch alle anderen Strukturen, die um die Bandscheibe herum liegen, betroffen. Wirbelsäulengelenke und Nerven sind genau wie die Bandscheiben keine empfindlichen Strukturen.

Allerdings verursacht eine betroffene Bandscheibe nicht unbedingt sofort Schmerzen. Möglicherweise setzen die Schmerzen erst 8 bis 12 oder sogar 24 Stunden später ein. Es kommt immer erst dann zum Schmerz oder zur Steifigkeit, wenn sich die Bandscheibe entzündet hat. Weil die Bandscheiben in der äußeren Hülle nicht nur mit Nerven versorgt, sondern eben auch durchblutet sind, können sie auch heilen, selbst wenn dies langsam vonstattengeht.

## Bandscheibenvorfall – kein Grund zur Panik

Bandscheiben rutschen nie, wölben sich manchmal vor und dann wieder drücken sie auf einen Nerv beziehungsweise schütten Chemikalien aus, die einen Nerv irritieren können, aber das ist nicht schlimm, weil sie sich auch wieder zurückziehen können.

Ein Trauma der Bandscheibe kann mit oder ohne Zerstörung der Außenwand auftreten. Ohne Zerstörung spricht man von Protrusion, und wenn das Material austritt, also die Außenwand zerstört wird, ist es ein Bandscheibenvorfall (Prolaps). Dadurch verliert die Bandscheibe an Höhe und die verbindenden Strukturen zwischen den Wirbeln lockern sich. Hypermobilität und Instabilität sind die Folgen.

Wenn der Kern bei einem Bandscheibenvorfall nach vorne fällt, verschiebt sich der äußere faserige Ring der Bandscheibe oder zerbricht in seltenen Fällen (Sequestration). Viele dieser Veränderungen geschehen völlig unbemerkt, weil sie keine Schmerzen verursachen. Drückt das Bandscheibengewebe aber auf einen Nerv, reagiert der Körper dort mit einer Entzündung – und erst diese tut weh! Entzündungshemmende Maßnahmen sind dann unbedingt notwendig. Da unser Körper eine Weile braucht, um die Entzündung auszulösen, treten Schmerzen fast nie akut, sondern, wie gesagt, erst acht Stunden bis zwei Tage nach der Vorwölbung oder dem Vorfall der Bandscheibe auf.

### Achtung, Notfall!

**Selten kommt es zum massiven Prolaps. Er ruft akute Taubheitsgefühle in den Beinen hervor. Sofort zum Arzt!**

### HEILUNG DER BANDSCHEIBEN

Trotz gegenteiliger Meinungen ist die Bandscheibe in der Lage, nach einer Schädigung zu heilen. Die Heilung durchläuft die verschiedenen typischen Phasen: Erst findet ein entzündlicher Prozess statt. Es folgt die sogenannte Proliferationsphase (Aufbau- und Gestaltungsphase), in der das Gewebe wiederhergestellt wird. Schließlich findet die Umbauphase statt.

Für eine optimale Wundheilung mit einem stabilen, wieder funktionstüchtigen Gewebe sind Belastungsreize erforderlich, und zwar während des gesamten Wundheilungsprozesses. Vermieden werden sollten dabei allerdings zu hohe Belastungen, weil sonst die Gefahr einer Schädigung weiterhin gegeben ist. Also nicht zu viel und auch nicht zu wenig Aktivität.

## Wenn Bandscheiben altern

Wie alles im Körper altern mit den Jahren auch die Bandscheiben. Auf dem Röntgenbild sind nach dem 30. Lebensjahr leichte Ausfransungen oder Risse zu sehen. Das ist aber keinesfalls Grund zur Sorge oder gar behandlungsbedürftig, sondern normal und tut der Funktion der Bandscheibe keinen Abbruch. Der Alterungsprozess muss auch nicht zu Schmerzen führen. Da eine Bandscheibe mit den umliegenden Wirbelknochen, poetisch gesagt, »verheiratet« ist – sie halten zusammen, altern gemeinsam, tanzen miteinander –, sollten wir immer das Gesamtkonstrukt im Auge behalten.

### FARBE, ELASTIZITÄT UND VERSORGUNG

In jungen Jahren ist die Bandscheibe weiß, gelartig und sogar ein wenig durchschimmernd. Im Lauf der Jahre wird sie unelastischer, der Ton wandelt sich hin zu gelbbräunlich.

Doch ihre Aufgabe bleibt auch weiterhin: Kompressions- und Stoßkräfte absorbieren, Bewegung zwischen den Wirbelkörpern ermöglichen, Spannung auf die Bänder (Liga-

mente) ausüben und die Stabilität der Wirbelsäule sicherstellen.
In jungen Jahren sind die Bandscheiben sehr gut versorgt und relativ (!) gut durchblutet. Mit zunehmendem Alter nimmt die Versorgung ab, das Gewebswasser wird weniger. Wann genau das geschieht? Das ist individuell unterschiedlich. Und damit die gute Nachricht: Die Versorgung der Bandscheiben ist stark davon abhängig, wie viel Druck und wie viel Zug auf sie ausgeübt wird – eben durch Bewegung und gezieltes Üben. Im Verlauf des Alterungsprozesses kommt es aber immer zu einem Verlust von Bestandteilen der Bandscheibe und damit zu einem geringeren Bindungsprozess. Über die Jahre verliert die Bandscheibe an Höhe mit der Folge, dass in den Segmenten die Stabilität abnimmt. Da mit der Zeit innerhalb der Bandscheiben Mineralien eingelagert werden, trocknet sie mehr aus, es kommt zu den Verfärbungen und zur Abnahme der Elastizität. Auch Stöße kann sie nicht mehr so leicht absorbieren.

*Im Zusammenhang mit dem normalen Alterungsprozess der Bandscheibe kann von Degeneration jedenfalls nicht die Rede sein.*

## Faktor Stress

Von den Betroffenen gern unterschätzt, ist Stress in der Wissenschaft längst als wichtige Ursache für Rückenschmerzen anerkannt. Ein kurzer Blick auf das uralte Kampf-oder-Flucht-Programm hilft, den Zusammenhang zu verstehen: Stand der Mensch in der Frühzeit einer Gefahr wie einem Bären gegenüber, musste er, um zu überleben, blitzschnell reagieren, also kämpfen oder flüchten. Der Körper setzte die Stresshormone Adrenalin, Noradrenalin und Kortisol frei, was die Menschen zu körperlichen Höchstleistungen befähigte. Beim Flüchten oder Kämpfen wurden die Hormone abgebaut und am Schluss war alles wieder gut. Diese Stressreaktion läuft bis heute gleich ab. Nur die Auslöser sind andere: Angst, etwas nicht zu schaffen, nicht gut genug zu sein, den Partner zu verlieren oder die Raten nicht bezahlen zu können ... Die Stresshormone werden ausgeschüttet und schwirren durch den Körper, ohne verbraucht zu werden. Sie sorgen für flache, hektische Atmung und angespannte Muskeln, doch wir rennen nicht weg oder raufen mit jemandem. Stattdessen sitzen wir da, ziehen vor Angst die Schultern hoch und bleiben verkrampft. Lösen wir dies nicht durch Gegenbewegungen auf, bleiben uns die verspannten Muskeln: Der erste Schritt zum Rückenschmerz durch Stress ist getan.

# Essen und Trinken für den Rücken

Fast schon eine Selbstverständlichkeit, wenn es um Gesundheitsthemen geht: eine ausgewogene Ernährung, ausreichend Wasser trinken und der weitgehende Verzicht auf Alkohol und Zigaretten. Weshalb all das speziell dem Rücken guttut, erfahren Sie hier.

## WASSER TRINKEN

Wasser ist wichtig für die Gesundheit der Bandscheiben, denn es hilft dabei, sie zu hydratisieren und elastisch zu halten.
**Tipp:** 30 ml/kg Körpergewicht pro Tag als Minimum. Einen Großteil davon (circa 60 Prozent) sollten Sie bereits vormittags trinken. Wasser ist das wichtigste »Füllmaterial« der Bandscheiben und damit auch der wichtigste Versorger und Transporteur von Nährstoffen.

## KALZIUM UND VITAMIN D

Es braucht die beiden für die Knochengesundheit. Sie können Osteoporose vorbeugen und dazu beitragen, Knochenbrüche zu verhindern. Nahrungsmittel wie Käse oder Joghurt, grünes Blattgemüse und Fisch sind reich an Kalzium und Vitamin D. Eventuell ist es sinnvoll, Vitamin D nach Absprache mit Ihrem Arzt zumindest in den Wintermonaten zu supplementieren.

## GESUNDE FETTE

Dazu gehören Omega-3-Fettsäuren. Sie helfen, Entzündungen im Körper zu reduzieren und können somit Schmerzen im Rückenbereich verringern. Fisch, Walnüsse, Leinsamen und Leinöl sowie Avocado sind gute Quellen für Omega-3-Fettsäuren.

## REICHLICH GEMÜSE

Gemüse sind reich an Antioxidantien und mit deren Hilfe lassen sich Entzündungen im Körper reduzieren. Antioxidantien können auch dazu beitragen, ein gesundes Körpergewicht aufrechtzuerhalten, was wiederum den Druck auf die Wirbelsäule verringert.

**Tipp:** Konsumieren Sie möglichst wenig Obst, denn die darin enthaltene Fruktose (Fruchtzucker) ist ein gefährlicher Zucker, der viele Stoffwechselprozesse im Körper beeinträchtigt und möglicherweise eine der Hauptursachen für eine Schädigung von Bindegewebe wie zum Beispiel der Faszien ist.

## DAVON BITTE WENIGER

**Weniger verarbeitete Lebensmittel:** Fertigprodukte, die häufig in hohem Maße verarbeitet sind, haben viele Nachteile. Meist enthalten sie Zusatzstoffe, die uns nicht guttun. So können sie dazu beitragen, Entzündungen im Körper zu erhöhen, und zu einer Gewichtszunahme führen, was die Wirbelsäule belastet.

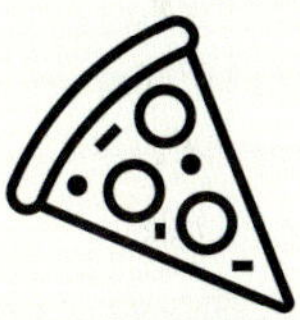

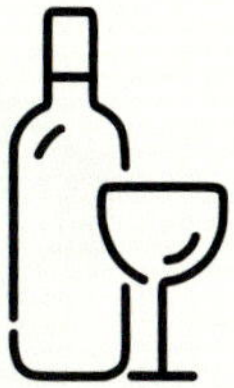

**Weniger Zigaretten und Alkohol:** Beide Genussmittel können dazu beitragen, Entzündungen im Körper zu erhöhen, und die Knochen- und Bandscheibengesundheit beeinträchtigen. Nikotin verengt die Blutgefäße, auch diejenigen der Bandscheibe, weshalb diese schlechter durchblutet wird – bei ohnehin nicht sehr ausgeprägter Durchblutung in diesem Bereich. Es ist bradytrophes, also gefäßarmes Gewebe und deswegen belastet Rauchen die Durchblutung genauso wie Bewegungsmangel. Eine Kombination aus beidem ist ein »tödliches Duett« für alle Strukturen der Bandscheiben. Da Rauchen die Versorgung des Gewebes deutlich verändert, hat es auch direkten Einfluss auf die Regenerationsfähigkeit der Bandscheiben. Deshalb sollten insbesondere Patienten nach einer Bandscheibenverletzung nicht mehr rauchen. Raucher und Patienten mit Arteriosklerose haben demzufolge deutlich geringere Chancen nachhaltiger Heilung. Aber: Heilung ist auch in solchen Fällen möglich.

# Schwachstellen der Wirbelsäule

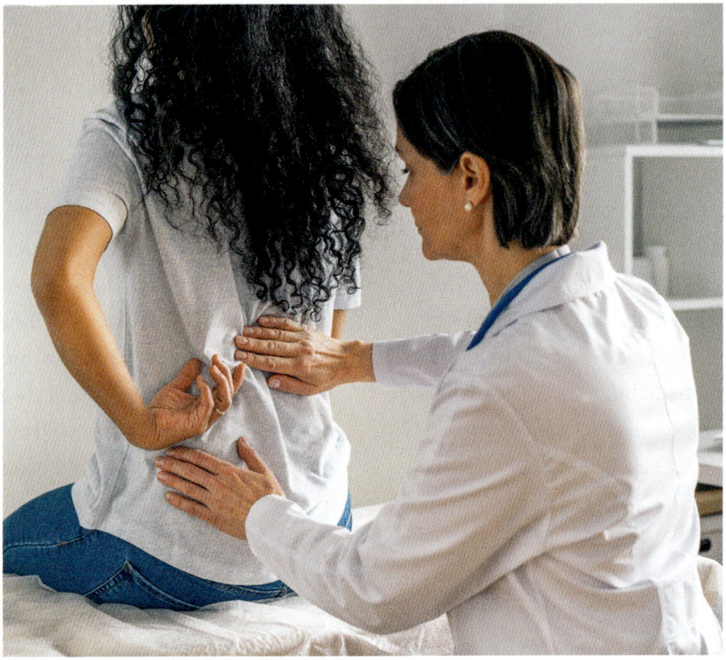

Die Wirbelsäule besteht aus 24 Wirbeln plus Kreuz- und Steißbein, die wiederum aus je fünf verkümmerten, miteinander verwachsenen Wirbeln zusammengesetzt sind. Von der Seite betrachtet, bildet die Wirbelsäule die Form eines doppelten S und kann so Erschütterungen ausgleichen. Durch Muskeln und Bänder werden die Wirbel in dieser Form gehalten. Damit unser Rückgrat seine außerordentliche Beweglichkeit erreicht, sind die Wirbelkörper jeweils rechts und links durch Zwischenwirbel- beziehungsweise Facettengelenke verbunden. Die sind zwar winzig, aber trotzdem genauso aufgebaut wie unsere großen Gelenke: Knorpel überzieht die Gelenkflächen, eine Gelenkkapsel umhüllt sie schützend und Gelenkflüssigkeit versorgt sie. Diese Minigelenke müssen etwa ein Viertel unseres Körpergewichts aushalten. Doch mithilfe einer gesunden Muskulatur schaffen sie das spielend. Genau wie die übrigen Bestandteile der Wirbelsäule und des Rückens bis ins hohe Alter wunderbar ihre Aufgaben erfüllen, wenn sie angemessen – also nicht zu wenig und nicht zu viel – belastet werden.

## Die empfindliche Halswirbelsäule

Ein Viertel der Rückenschmerzen betrifft diesen sensiblen Bereich, denn die Halsmuskulatur muss ganze Arbeit leisten: Der Schwerpunkt unseres Kopfs liegt vor der Halswirbelsäule. Schieben wir ihn bei Schreibtischarbeiten noch weiter nach vorn, wird die Beanspruchung noch höher. Verspannte Halsmuskeln sind die Folge. Da einige von ihnen bis zur ersten Rippe reichen, wird auch der Brustbereich in Mitleidenschaft gezogen.

### WARUM SIND WIR ABENDS KLEINER ALS MORGENS?

Im Verlauf des Tages schrumpft der Mensch um ein bis zwei Zentimeter. Das liegt nicht an den Bandscheiben, wie oft behauptet wird, sondern an der Formveränderung der Wirbelsäule. Das doppelte S, in dem die Wirbel den ganzen Tag über schwingen, wird durch Gehen, Stehen und Sitzen immer ein wenig mehr gestaucht: Die S-Form wird bauchiger. Nur im Liegen geschieht das nicht und die S-Kurve wird wieder flacher, sodass wir morgens größer aufstehen, als wir uns abends ins Bett gelegt haben. Wollen Sie tagsüber Ihre Größe möglichst beibehalten, hilft regelmäßiges Strecken und Räkeln.

### TYPISCHE NACKENPROBLEME

Je nachdem, wo an der Halswirbelsäule eine Verspannung, Verengung oder eine Blockade der kleinen Wirbelgelenke auftritt, kommt es zu unterschiedlichen Beschwerden:

- *Der erste Halswirbel, der Atlas (C1), ist Ausgangspunkt der Nerven, die die Blutversorgung im Gehirn steuern. Werden sie durch eine Verschiebung des Atlas gegen den Axis, den zweiten Halswirbel (C2), gequetscht, kann es zu Schwindel, Kopfschmerzen, Konzentrations- und Aufmerksamkeitsschwierigkeiten sowie Schlaflosigkeit bis hin zu Bluthochdruck kommen.*
- *Unter dem zweiten bis zum vierten Halswirbel (C2 bis C4) verlaufen die Nerven für Augen, Nase und Ohren. Gibt es dort eine Entzündung oder Quetschung, kann dies unsere Sinneswahrnehmung beeinträchtigen. Da die Ohren das Gleichgewichtsorgan enthalten, ist auch Schwindel möglich.*
- *Muskelverspannungen im Bereich des fünften und sechsten Halswirbels (C5 und C6) rufen Kribbeln, Brennen und Taubheitsgefühle im Bereich von Schultern, Nacken und Oberarmen hervor.*
- *Die meisten Probleme im Bereich von Hals und Nacken lösen aber die Schultern aus: 60 Prozent! Die Ursachen reichen vom Hochziehen der Schultern bis zu Arthrose.*

## Die robuste Brustwirbelsäule

Verglichen mit den anderen Bereichen des Rückens ist die Brustwirbelsäule recht unbeweglich, denn diese zwölf Wirbel (Th1 bis Th12) bilden, verbunden durch Knorpel, mit den Rippen und dem Brustbein ein Gerüst, das die Lunge schützt. Durch diese Unbeweglichkeit machen sich schwache Muskeln und Bänder oder Wirbelverschiebungen nicht so schnell schmerzhaft bemerkbar. Oft sind sie sogar eher zu sehen, als zu fühlen: Der Rundrücken ist die klassische Folge einer schlechten Haltung im Sitzen. Durch eine ständige Beugehaltung werden die Brustwirbel viel stärker als bei einer aufrechten Haltung verschlissen und so stark belastet, dass sie manchmal sogar brechen. Erst recht, wenn sie durch schweres Heben plötzlich noch mehr gefordert werden. Da auch an der Brustwirbelsäule Nerven für andere Körperregionen entspringen, können Blockaden und Verspannung noch ganz andere Auswirkungen haben:

- *Am zweiten und dritten Brustwirbel (Th2 und Th3) verlaufen die Nerven für das Herz, die Herzklappen und Herzkranzgefäße. Funktionsstörungen des Herzens können hier ihre Ursache haben.*
- *Zwischen dem dritten und vierten Brustwirbel (Th3 und Th4) entspringen die Nerven für Lunge und Bronchien. Drücken die Wirbel oder die Gelenke auf die Nerven, kann das Atemnot oder Asthma zur Folge haben.*
- *Vom vierten und fünften Brustwirbel (Th4 und Th5) reichen die Nerven zum Magen. Werden sie beeinträchtigt, sind Sodbrennen und andere Magenprobleme möglich.*

## Die geschundene Lendenwirbelsäule

Sie hat die größten Wirbel, die dicksten Bandscheiben und die meisten Muskeln. Doch trotz dieser hervorragenden Ausstattung ist die Lendenwirbelsäule für 70 Prozent aller Rückenschmerzen verantwortlich. Allerdings wird der untere Rücken auch am meisten belastet: Er trägt den größten Teil des Körpergewichts und kann sich stark dehnen sowie strecken – kein Problem, solange die Muskeln in diesem Bereich stark und die Bänder elastisch sind. Aber schon kleine Unausgewogenheiten, wie sie durch langes Sitzen und schweres Heben entstehen, wirken sich in diesem Bereich des Rückens fatal aus. Sind Muskeln und Bänder durch zu wenig oder unangemessene Beanspruchung schwach und schlaff, können sie die fünf großen Lendenwirbel (L1 bis L5), die in den unbeweglichen Bereich von Kreuz- und Steißbein übergehen, und die kleinen Zwischenwirbelgelenke nicht an ihrer Position halten. Neben Verspannungen, Verkrampfungen, Hexenschuss, Ischialgie und Bandscheibenproblemen können sie auch für andere Beschwerden verantwortlich sein:

~ *Wenn im Bereich des ersten und zweiten Lendenwirbels (L1 und L2) die Nerven des Dickdarms gereizt werden, kann es zu Verdauungsproblemen kommen.*

~ *Blockaden der Nerven am zweiten und dritten Lendenwirbel (L2 und L3) können eine normale Sexualfunktion stören.*

~ *Reizungen der Nervenwurzeln des vierten und fünften Lenden- und des ersten Kreuzbeinwirbels (L4, L5, S1) können Taubheitsgefühle und Lähmungserscheinungen im Fuß hervorrufen: In bestimmten Fällen können beispielsweise die Zehen nicht mehr angehoben werden, oder der Fuß knickt seitlich weg. Der typische Ischiasschmerz kommt ebenfalls von hier.*

### PROBLEMLOS HEBEN

Schwere Lasten heben, ohne den Rücken dabei zu schädigen, funktioniert folgendermaßen: Bauen Sie im unteren Rücken und Bauchraum Spannung auf, indem Sie den Bauchnabel nach innen ziehen. Damit stabilisieren Sie Ihre Lendenwirbelsäule, Sie »versteifen« sie quasi. Wenn Sie merken, dass der Gegenstand immer noch zu schwer ist, holen Sie sich Hilfe beim Tragen.

ANATOMIE

# Anatomie des Rückens

**Wirbelsäule, Muskeln – besonders die tief liegenden Rückenmuskeln – sowie Bänder bilden unser tragendes Fundament. Nicht minder wichtig ist der Psoasmuskel. Er verbindet den Oberkörper mit den Beinen.**

## WIRBELSÄULE

Charakteristisch für die Wirbelsäule ist die doppelte S-Form. Sie ermöglicht uns unterschiedlichste Bewegungen.

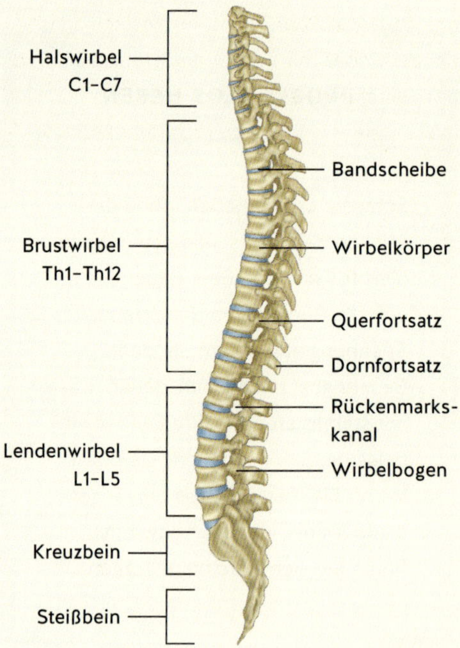


## RÜCKENMUSKELN

Diese so wichtigen Rückenmuskeln (rot) werden beim Training gegenüber der äußeren (braun) und mittleren Schicht (blau und rosa) oft vernachlässigt – nicht jedoch bei den Übungen in diesem Buch.

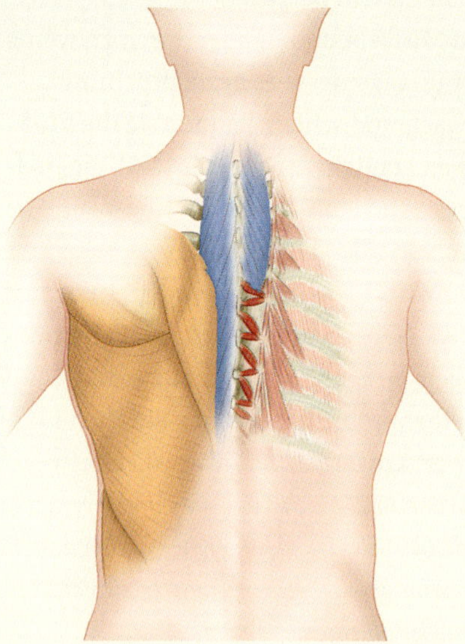

## BÄNDER UND BANDSCHEIBEN

Bänder stabilisieren Wirbelsäule und Bandscheiben und brauchen wie alle Strukturen des Rückens abwechslungsreiche Bewegungen, um elastisch zu bleiben.

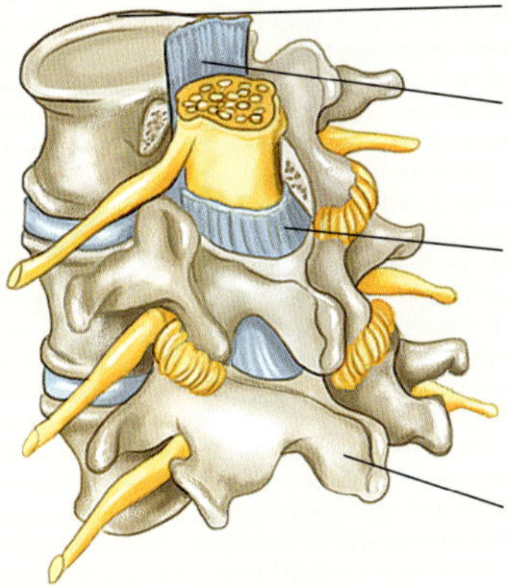


## PSOASMUSKEL

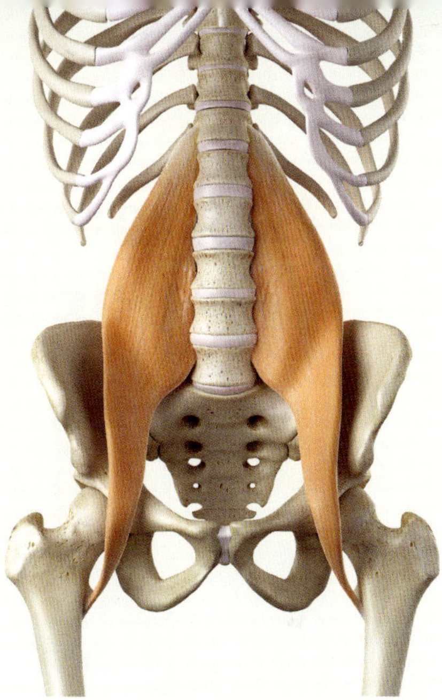

Als »Scharnier« zwischen Ober- und Unterkörper ist dieser Muskel verantwortlich für die Hüftbeugung und wirkt auch auf die Lendenwirbelsäule ein, die ja besonders anfällig für Rückenschmerzen ist. Durch das viele Sitzen und lange Inaktivität leidet der Muskel und wird kürzer. So zieht er an der Lendenwirbelsäule und verändert insgesamt die Form der Wirbelsäule. Außerdem verliert er an Kraft, die für die Lendenwirbelsäule nicht mehr zur Verfügung steht. Im besten Fall bildet der Psoas mit der Lendenwirbelsäule und den Bauchmuskeln ein perfektes Team. Er muss erstens möglichst oft gedehnt und zweitens gekräftigt werden.

**Test:** Wie kraftvoll sind Ihre beiden Psoasmuskeln? Setzen Sie sich aufrecht hin, heben Sie nacheinander je einen Oberschenkel an. Zehn Sekunden halten. Wenn kein Zittern auftritt, ist die Kraft in der Regel gut.

**Dehnübung:** Das ist beispielsweise ein großer Ausfallschritt wie in der Übung Wiegeschritt *(Seite 82)*.

**Kräftigen:** Legen Sie sich auf den Rücken und heben Sie ein Bein gerade nach oben. Halten Sie es einige Sekunden und senken es langsam wieder ab. Wiederholen Sie das mit dem anderen Bein.

# Schmerz – Hilferuf des Körpers

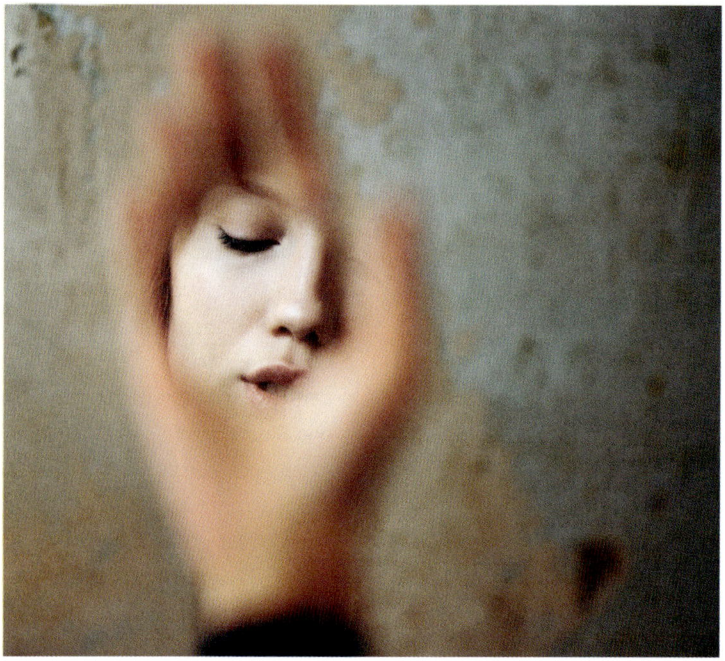

Rückenprobleme sind in Deutschland der häufigste Grund für Krankschreibungen und Frühverrentungen. Gerade Beschwerden des Rückens sind aber ein Hilfeschrei des Körpers, denn in 90 Prozent der Fälle ist keine eindeutige Ursache zu finden. Ärzte nennen das dann »diffuse Rückenschmerzen«. Die gute

Nachricht lautet: Gegen solche unklaren Symptome können Sie selbst viel unternehmen, wenn Sie auf die Warnzeichen Ihres Rückens reagieren und ihm mehr Aufmerksamkeit schenken.

## Frühwarnsystem Schmerz

Warum das funktioniert, verstehen Sie, wenn Sie wissen, wie das Frühwarnsystem Schmerz arbeitet. Denn Rückenschmerzen sind genau wie alle anderen Schmerzen ein Hinweis unseres Organismus, dass etwas falschläuft. Auch wenn es immer wieder so dargestellt wird: Es gibt in unserem Körper keine besonderen Schmerzbahnen, -nerven oder -zellen! Die Informationen kommen aus Hunderten von Millionen von kleinen Sensoren (= Rezeptoren), die überall im Körper verteilt sind. Man kann sich die Sensoren als »Reporter« im Körper vorstellen. Entsprechend ihrem Aufgabengebiet schreibt der eine über Wirtschaft, der andere über Sport und der dritte über die Kultur. Die Sensoren sind mit Neuronen verbunden und diese leiten die Informationen dann ans Rückenmark weiter. Das sind mit anderen Worten spezialisierte Einheiten, die sogar Qualität und Quantität wie Kraft, Kneifen, Druck und Temperaturunterschiede – heiß oder kalt – differenzieren können. Sie reagieren auf einen Reiz und öffnen sich, sodass dann positiv geladene Teilchen über die Neuronen strömen können und somit direkt unser Nervensystem informieren. Es gibt die Mechanorezeptoren, die Kräfte, Druck und Zug messen, die thermischen Rezeptoren, die Kälte und Wärme messen, und schließlich diejenigen Rezeptoren, welche die biochemische Versorgung der Zellen ermitteln – ob in einem Bereich beispielsweise erhöhte Säurespiegel oder Sauerstoffmangel vorherrscht.

Das Gehirn entscheidet dann, was mit diesen Informationen passiert: Unwichtige Infos werden aussortiert, manche Eindrücke werden gesammelt und bei einigen wird sofort gehandelt. So wird beispielsweise ein starker Schmerz ausgesandt, damit wir die Hand vom heißen Topfdeckel wegziehen oder eine Bewegung augenblicklich abbrechen, bevor sie noch mehr Schaden anrichten kann. Der Schmerz entsteht also erst im Kopf, denn das Gehirn entscheidet, ob eine Gefahr groß genug ist, um ein Schmerzgefühl auszulösen. Dabei wertet es nicht nur die Signale des Körpers aus, sondern berücksichtigt auch unsere Erfahrungen, die wir in ähnlichen Situationen gemacht haben. Je nach Ergebnis sorgt das Gehirn für drei unterschiedliche Schmerztypen: Überlastungsschmerz, Alarmschmerz und Schädigungsschmerz.

Unter den vielen Sensoren seien hier noch die Nozizeptoren erwähnt. Allerdings ist der Name, der Schmerzrezeptoren bedeutet, irre-

## REZEPTOREN LEBEN NUR KURZ

Zum Glück! Sie werden bald durch neue ersetzt. So verändert sich die Empfindung von Tag zu Tag. Das lässt besonders bei chronischen Schmerzen hoffen. Denn die Produktion der Rezeptoren kann zurückgehen, wenn die »Nachfrage« abnimmt. Wenn weniger Rezeptoren Gefahrenmeldungen ans Gehirn schicken, löst das Gehirn weniger Schmerzimpulse aus.

führend, denn es werden keine Schmerzen gemessen. Die Nozizeptoren reagieren erst später, also bei einem erhöhten Belastungsreiz. Damit stellen sie die zweite Ebene der Rezeptoren dar. Im Alltag sind sie meist nicht aktiv, nur wenn Reize intensiver werden. Darüber hinaus haben sie auch die Möglichkeit, sich zu verändern und sich zu stabilisieren, und das ist unsere große Chance bei chronischem Schmerz: dass die Qualität der Sensoren nicht gleich bleibt.

Mit der Reaktion der Nozizeptoren öffnen sich chemische Prozesse, die Signale weiterleiten und die Informationen nach oben geben. Über Neuronen gelangen sie zum Rückenmark, wo entschieden wird, was zum Gehirn geschickt wird. Dort kommt nur eine geringere Menge an. Die Information wird also nur, wenn es wirklich gefährlich ist, vom Rückenmark ans Gehirn übermittelt. Dieses Zusammenspiel ist entscheidend, ob dann das Gehirn den Prozess wirklich als Gefahr einstuft. Entscheidungsprozesse finden also stark auf Rückenmarksebene statt, wobei die Informationen von Anzahl und Intensität der Nozizeptoren abhängen.

## WARNUNG: ÜBERLASTUNGSSCHMERZ

Wenn das Gehirn uns vor einem Problem oder einer Gefahr für den Organismus warnt, schickt es meist einen leichten Schmerz in die Muskulatur. Dieser Überlastungsschmerz weist uns auf eine drohende Überforderung hin und verschwindet schnell wieder, wenn wir das Verhalten ändern oder Gegenmaßnahmen ergreifen. Bestes Beispiel dafür sind Probleme im Schulter-Nacken-Bereich: Wer am Schreibtisch ständig seine Schultern hochzieht, wird bald über Verspannungen in den Schultern oder im Nacken klagen. Regelmäßige Pausen und Gegenbewegungen sorgen dafür, dass der Schmerz bald wieder verschwindet. Ignorieren Sie jedoch die unangenehmen Spannungsgefühle, wird Ihr Gehirn die Reißleine ziehen: Es schickt den Alarmschmerz.

### GELBE KARTE: ALARMSCHMERZ

Etwa 75 Prozent aller Rückenschmerzen fallen in diese Kategorie. Mit dem Alarmschmerz ruft Ihr Gehirn sehr nachdrücklich um Hilfe – dadurch soll größerer Schaden vom Körper abgewendet werden. Nachdem trotz vieler vorausgegangener kleiner Zeichen nichts verändert wurde, sind die Schmerzen jetzt intensiv. Der Klassiker ist der Hexenschuss *(Seite 31)*. Trotzdem ist noch längst nicht alles verloren: Mit dem richtigen Verhalten sind die Schmerzen nach vier bis sechs Wochen wieder weg. Wer allerdings wartet, ohne sich um seinen Rücken zu kümmern, kassiert die rote Karte: Es meldet sich der Schädigungsschmerz.

### ROTE KARTE: SCHÄDIGUNGSSCHMERZ

Teile des Rückens sind jetzt so nachhaltig verändert oder verletzt, dass man dies nicht mehr übergehen kann: Auf starke und andauernde Schmerzen, oft begleitet von Bewegungseinschränkungen, muss reagiert werden. So haben beispielsweise schwache Muskeln, ausgeleierte Bänder oder ausgetrocknete Bandscheiben die Knorpel an den Gelenken so lange überlastet, bis eine Entzündung, eine Arthrose oder eine Bandscheibenproblematik entsteht. Zum Glück lassen es die meisten nicht so weit kommen, sodass der Schädigungsschmerz selten auftritt.

## Ein Überlebensprogramm

Letztendlich ist der Schmerz ein wichtiges Überlebensprogramm für die unterschiedlichen Gewebearten des Körpers.
Schmerz heißt immer auch Immunreaktion und das führt dazu, dass es zu Reparaturen kommt – das erfordert die Heilung. Immunzellen kommen in das betroffene Gewebe hinein und beginnen dort zu reparieren. Der erste Schritt ist stets eine Entzündung. Mit anderen Worten: Dort, wo das Problem entstanden ist, kommt es zu einer Entzündung. Dann werden Immunzellen eingelagert, die altes Gewebe abbauen, und daraus entsteht Narbengewebe. Im dritten Schritt schließlich integriert sich das geheilte, neu strukturierte Gewebe in die normale, vorherige Struktur.

***Bei allen Gewebearten, egal ob Bändern, Sehnen, Knorpeln, Muskeln oder Bandscheiben, laufen ähnliche Heilungsprozesse ab.***

SO FUNKTIONIERT'S

# Muskeln richtig dehnen

**Damit Muskeln ihre Arbeit erfüllen können, müssen sie nicht nur kräftig sein, sondern sie brauchen für die Kraftübertragung eine gewisse Länge.**

Dehnen ist Wellness für die Muskeln. Gönnen Sie es ihnen regelmäßig. Wir unterscheiden dabei zwei Arten:

**Dynamisches Dehnen:** Man geht in die Bewegung mehrmals hinein und wieder hinaus, beispielsweise durch Federn. Das dynamische Dehnen hat einen Stoffwechsel-aktivierenden Effekt. Es eignet sich fürs Aufwärmen und für das Vorbereiten einer sportlichen Aktivität.

**Statisches Dehnen:** Hierbei geht es um das längere Halten einer Position. Man nimmt diese für 15 bis 20 Sekunden ein und zieht immer wieder langsam nach, um die Bewegungsamplitude und damit den Dehnreiz zu verstärken. Dieses passive Dehnen ist das klassische Stretching.

Ein wohltuender Effekt stellt sich bei beiden Methoden gleichermaßen ein, wobei eine Wirkung auf die Länge von Muskulatur und Bindegewebe eher beim Stretching erreicht werden kann.

Will man darüber hinaus auch Sehnen und Faszien dehnen, sollte man ein bis drei Minuten in der Dehnhaltung bleiben, denn dieses Bindegewebe ist deutlich träger. Nehmen Sie also ruhig eine Dehnposition auch mal ein bis drei Minuten ein.

## INDIVIDUELLE UNTERSCHIEDE

Wir haben alle nur eine begrenzte Dehnfähigkeit. Anatomische Unterschiede ergeben sich durch den Aufbau der Gelenke, aber auch durch die Muskelmasse insgesamt. Nicht zuletzt ist das Bindegewebe unterschiedlich elastisch. Deswegen sind zum Beispiel Männer in der Regel weniger beweglich als Frauen, weil diese ein weicheres Bindegewebe haben.

## BITTE NICHT ÜBERTREIBEN

Tun Sie nicht zu viel des Guten! Überbeweglichkeit gilt es zu vermeiden. Wenn also das Gelenk seine normale Bewegungsmöglichkeit erreicht hat, braucht man den Dehnungsspielraum nicht noch mehr zu erweitern.

Der Heilungsprozess ist also auf allen Ebenen fast identisch. Abhängig ist er nicht zuletzt von der Durchblutung, weshalb Knorpel beispielsweise langsamer oder schlechter heilt als Muskelgewebe. Ebenso heilen Bandscheiben aufgrund der schlechteren Durchblutung deutlich langsamer als Hautgewebe. Aber alle haben das Potenzial zur Heilung. Eine Entzündung beschleunigt letztendlich die Durchblutung, denn sie hat eine Erwärmung des Bereichs und ein Aufquellen zur Folge und dementsprechend eine deutlich bessere Versorgung, was man ja häufig an der äußerlichen Rötung sieht.

## Ursachen von Rückenschmerzen

### ATEMNOT DER MUSKELZELLEN

Wenn wir lange in einer Haltung im Auto oder am Schreibtisch sitzen, befindet sich die Brust-, Schulter- und Nackenmuskulatur in immer gleicher Spannung. Ohne Bewegung gelangt zu wenig Sauerstoff in die Zellen dieser Körperregion und die Muskelzellen übersäuern.

Dann schicken die Rezeptoren Alarminformationen ans Gehirn. Dieses reagiert mit Schmerzen, um uns auf die Schulter-Nacken-Region aufmerksam zu machen und schlimmeren Schaden abzuwenden (siehe Überlastungsschmerz, *Seite 26*). Das Gleiche gilt für andere Körperregionen. Sportler kennen das Phänomen der übersäuerten und daher schmerzenden Muskulatur auch: Nur entsteht sie hier durch Überlastung – allzu intensive Bewegung verbraucht zu viel Sauerstoff.

### »VERGIFTUNG« DES BINDEGEWEBES

Bindegewebe befindet sich überall im Körper und umhüllt auch alle unsere Muskeln – die kleinen ebenso wie die großen. Es ist mit dem Zentralnervensystem und darüber mit dem Gehirn verbunden und ernährt unsere 60 Billionen Körperzellen. Wenn wir zu wenig trinken oder einen schlaffen Stoffwechsel haben, werden die giftigen Abfallstoffe der Zellen nicht abtransportiert und verstopfen das Bindegewebe: Es kann seine Versorgungsfunktion nicht mehr ausreichend erfüllen.

In den »vergifteten« Bereichen des Bindegewebes entstehen dann Mini-Entzündungen, denn durch die Entzündungsreaktion veranlasst das Gehirn eine bessere Durchblutung und Versorgung. Ist das Bindegewebe der Muskelhülle verstopft oder durch Bewegungsarmut zu trocken, dann funktioniert das Zusammenspiel von Muskel und Hülle nicht mehr (siehe Kapitel » Formgebende Faszien«, *Seite 32 f.*). Dann können zum Beispiel Autofahrer nach einer langen Tour nur noch gekrümmt aussteigen.

## UNTERFORDERUNG DER MUSKELN

Eine fitte Muskulatur ist der beste Garant für einen gesunden Rücken, denn etwa 150 Muskeln stabilisieren die Wirbelsäule und fangen 90 Prozent der Kräfte ab, die auf unser Rückgrat einwirken. Ungenutzt verlieren unsere Muskeln bereits nach zwei Wochen rund ein Drittel ihrer Kraft. Verspannungen, Verkrampfungen und ein schlechtes Zusammenspiel der Muskeln sind für vier Fünftel aller Rückenprobleme verantwortlich!

Es gibt also genügend Gründe, der Rückenmuskulatur ein wenig mehr Aufmerksamkeit zu schenken, besonders der tief liegenden Muskelschicht. Die Rückenmuskeln bestehen aus insgesamt drei Schichten:

- *Die großen Rückenmuskeln M. latissimus und M. trapezius liegen direkt unter der Haut und sind als senkrechte Stränge gut sichtbar. Da sie von den Dornfortsätzen der Wirbel zu Schulter- und Hüftgelenken reichen, übertragen sie Bewegungen von Armen und Beinen auf den Rumpf und sorgen für Stabilität und eine aufrechte Haltung.*
- *Die seitlichen Rückenmuskeln wie M. longissimus, Mm. intercostali und Mm. splenii bilden die mittlere Muskelschicht. Sie verlaufen zum einen längs über die ganze Wirbelsäule, zum anderen zwischen den Rippen und sind an allen Rumpfbewegungen bis auf das Vorbeugen beteiligt. Besonders bei Seitwärts- und Drehbewegungen schützen sie die Wirbel vor Verschiebungen.*
- *Die tief liegenden Muskeln an der Wirbelsäule, darunter Mm. rotatores, Mm. multifidii und spinales, sind die wichtigste Schicht für einen gesunden Rücken (Abbildung Seite 22). Sie sind klein, sensibel und reagieren besonders empfindlich auf Passivität: Sie schrumpfen schneller als die anderen Muskeln und sind oft für Rückenschmerzen verantwortlich. Sie liegen direkt an der Wirbelsäule, verbinden die Wirbel längs, quer und schräg miteinander und sorgen für harmonische Bewegungen beim Strecken, Drehen und Zur-Seite-Neigen. Ihre Funktion kann nicht von den beiden anderen Muskelschichten übernommen werden, weil diese zu weit weg von der Wirbelsäule liegen.*

## ERSCHLAFFEN DER BÄNDER

Neben den Muskeln halten sechs unterschiedliche Bandsysteme die Wirbelsäule stabil, verhindern Überdrehungen und unterstützen die Aufrichtung. Ist die Muskulatur für manche Bewegungen nicht stark genug, übernehmen die Bänder einen Teil der Haltefunktionen. Kommt dies regelmäßig vor, sind die Bänder überfordert und Verspannungen oder Blockaden drohen. Ein Schrumpfen der Bandscheiben zwischen den Wirbeln führt dazu, dass die Bänder nicht mehr straff gespannt sind. Die Folgen: Die Wirbelsäule ist nicht mehr so gesichert, es kommt viel eher zu Verkantungen der Gelenke. Bei regelmäßiger Bewegung ist das alles kein Problem, dann funktionieren die Bänder selbst im hohen Alter fast noch wie in der Jugend. Aber bereits nach vier Wochen Passivität sinkt deren Belastbarkeit um 80 Prozent – sie lässt sich nicht mehr vollständig herstellen!

## REIZUNG DER NERVEN

Mehrere Hundert Meter Nerven durchziehen unseren Körper und natürlich viele davon auch den Rücken. Druck, Unterversorgung, zu geringe Durchblutung und Entzündungen sind die häufigsten Ursachen für Nervenschmerzen. Außerdem verläuft unser dickster Nervenstrang, das Rückenmark, im Wirbelkanal mitten in der Wirbelsäule. So ist er durch die knöchernen Wirbel relativ gut geschützt – solange diese sich nicht verschieben. Durch die Zwischenwirbellöcher treten die Nerven aus dem Wirbelkanal aus und verlaufen zu den unterschiedlichen Syste-

### EIN STECHENDER SCHMERZ: DER HEXENSCHUSS

Eine ungünstige Bewegung, zum Beispiel beim Bücken und es trifft Sie ein stechender Schmerz – die Hexe hat geschossen, sagt der Volksmund. Im Bereich der Lendenwirbelsäule tut es plötzlich so weh, dass ein Aufrichten undenkbar erscheint. Bandscheiben oder Nerven haben damit entgegen einer allseits verbreiteten Ansicht gar nichts zu tun. Stattdessen gibt es andere Ursachen für den Hexenschuss (Lumbago): eine stark verspannte oder überforderte Muskulatur, unrund laufende kleine Wirbelgelenke, winzige Verschiebungen der Wirbelkörper, Zugluft oder Kälte sowie Stress.

Das einzig Tröstliche: Ein Hexenschuss ist so harmlos wie ein Schnupfen. Zunächst ist es wichtig, die völlig verhärteten und unbeweglichen Rückenmuskeln wieder zu entspannen. Dabei können Schmerzmittel und eine Wärmflasche helfen, aber nach der akuten Phase nützt nur sanfte Bewegung wie beim Spazierengehen und bei den Erste-Hilfe-Übungen ab *Seite 36*.

men unseres Organismus. Werden sie im Bereich der Wirbelsäule abgedrückt, kann es deshalb an ganz anderen Stellen im Körper zu Beschwerden kommen, etwa zu Taubheitsgefühlen in den Fingern.
Nerven bestehen zur Hälfte aus Bindegewebe und zur Hälfte aus Neuronen, impulsleitenden Fasern. Sie senden ihre Informationen an das Gehirn, das Rückenmark und die umliegenden Muskeln. Damit dies reibungslos klappt, müssen die Nervenstränge beweglich und elastisch bleiben. Wie sollte sonst beim Bücken die Verlängerung des Rückenmarks um fünf bis sieben Zentimeter gelingen?! Bei zu wenig Bewegung werden Nerven und ihre Hüllen ähnlich wie die Bänder spröde und steif und verursachen stechende Schmerzen. Entzündungen in den Nerven wirken sich auf die umliegende Muskulatur aus, weil sie den Stoffwechsel und damit die Nährstoffversorgung der benachbarten Zellen verschlechtern. Dadurch kann es zu knotigen Verhärtungen der Muskeln kommen (Myogelosen). Auch die Neuronen lösen Schmerzen durch ihre Gefahrenmeldungen aus: Diese können vom Stresshormon Kortisol ebenso verursacht sein wie von einer Quetschung, Überdehnung oder von Umweltgiften. Nerven müssen also beweglich sein, um ihre Dienste zuverlässig zu erfüllen.

### WENN SICH DER ISCHIAS MELDET

Unser größter Nerv, der Ischias, ist eigentlich ein Nervengeflecht. Es beginnt an den Hüften, versorgt die Beine und reagiert empfindlich auf Muskelverspannungen, Wirbel- oder Bandscheibenverschiebungen im Bereich des fünften Lenden- und des ersten Kreuzbeinwirbels. Die Folge sind bohrende Schmerzen bis in die Zehen oder Kribbeln und Taubheitsgefühle in den Beinen (Ischialgie). Durch Bettruhe werden die Schmerzen schlimmer, durch die passende Bewegung gelindert.

## Formgebende Faszien

Faszien umhüllen Muskeln und Sehnen, durchziehen aber auch in großen Bahnen den Körper und verbinden so alles miteinander. Bei jeder Bewegung sind sie beteiligt. Daher ist es wichtig, sie beim Thema Rückenschmerzen zu berücksichtigen. Entscheidend ist, dass bei körperlicher Aktivität die Verbin-

dung zwischen Muskeln und Faszien im Wortsinn reibungsfrei laufen kann, dass sich also die Verschiebeschichten problemlos übereinander und gegeneinander bewegen können, indem sie sich immer wieder voneinander lösen.
Regelmäßige körperliche Aktivität unterstützt dies und ermöglicht eine fließende Beweglichkeit ohne Störung. Lange Sitzzeiten und Inaktivität führen dazu, dass sich Flüssigkeitsdichte und -qualität des Gewebes verändern, indem sich der Stoffwechsel reduziert, sodass Faszien und Muskeln miteinander verkleben. So beeinträchtigt die Faszie die Muskelarbeit.

### WICHTIG: BELASTUNG UND BEWEGUNG

Auch Faszien benötigen dringend Belastung und Bewegung, damit sie sich in ihrer Struktur immer auch in Richtung der Belastung ausrichten können. Sie verfilzen ja gerade, weil die Struktur sich durch den fehlenden Zug so verändert, dass sie wie ein Filzteppich aussehen und die Kraft, die Belastung und die Zugbeanspruchung vom Körper gar nicht mehr aufnehmen können.
So können wir die große Faszie des Bauches immer wieder dehnen, etwa mit der Übung »Überstrecker« auf *Seite 46*. Auch die kleinen Faszien der Rückenwirbelmuskulatur gilt es immer wieder in den Blick zu nehmen.

## Üben mit Buch und Videos

Viele Übungen können Sie jederzeit zwischendurch machen. Besser ist es jedoch, Sie nehmen sich jeden Tag fünf bis zehn Minuten Zeit und ziehen bequeme Kleidung und rutschfeste Socken oder Sportschuhe an.

- *Für die Übungen in Rückenlage eine gefaltete weiche Decke oder eine Gymnastikmatte.*
- *Bei manchen Übungen ist ein gefaltetes Handtuch oder Kissen hilfreich, um beispielsweise eine unangenehme Überdehnung der Oberschenkelrückseite zu vermeiden, die von der eigentlichen Übung ablenken könnte. Mit der Zeit, wenn Ihre Muskeln trainierter und gedehnter sind, klappt es vielleicht auch ohne diese Hilfsmittel, doch für den Trainingseffekt der Übung ist das nicht wichtig.*

Weitere Hilfsmittel für bestimmte Übungen: harte Nackenrolle, kleine gefüllte Wasserflasche, Theraband, eventuell in zwei Stärken, Pezziball.
Die Videos zu den vier Übungsprogrammen (siehe Umschlaginnenseiten) finden Sie über diesen QR-Code:
https://www.gu.de/froboese_bandscheiben-akut-videos/

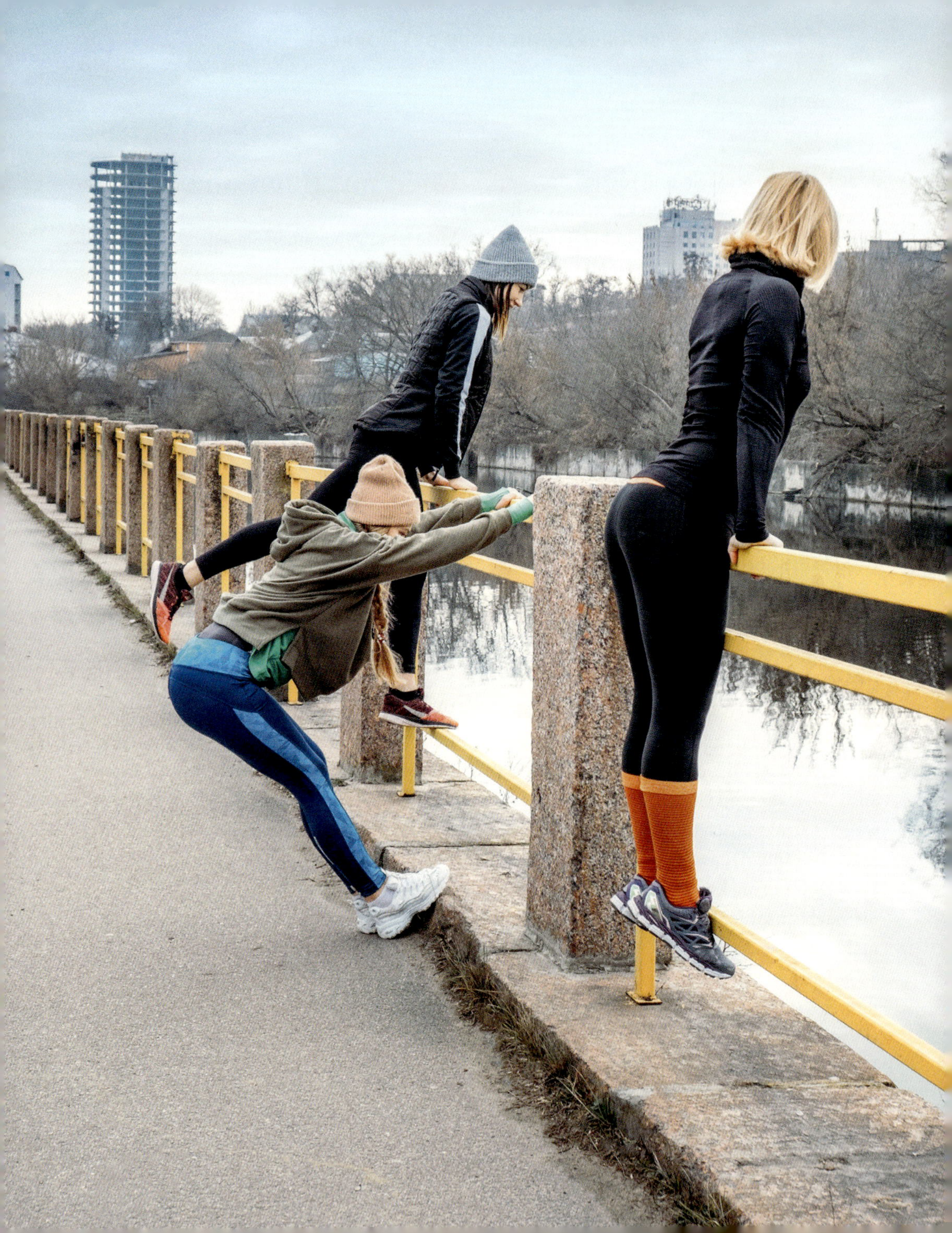

# Top-Rücken-Übungen

Mit den Übungen in diesem Buch können Sie das Rückentraining individuell anpassen – je nachdem, wo es wehtut und wie viel Zeit Sie zur Verfügung haben.

# Erste Hilfe bei akuten Schmerzen

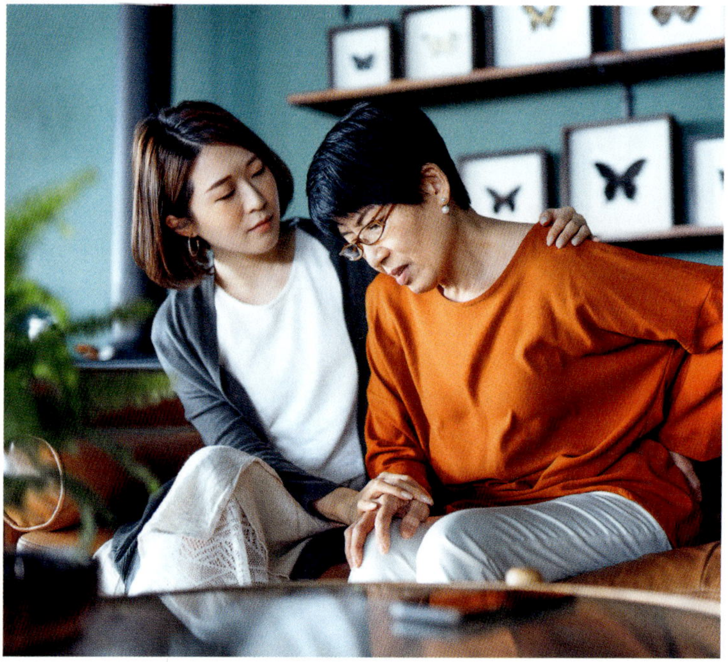

Wenn der Schmerz Sie plötzlich und heftig überfällt, gönnen Sie sich zunächst ein bis zwei Tage Ruhe und nehmen Sie vielleicht ein Schmerzmittel, damit Ihr Körper nicht in Schmerz erstarrt und die Muskulatur infolgedessen noch mehr verspannt. Nach dieser Verschnaufpause sollten Sie sich jedoch die passenden Übungen auf den folgenden Seiten zur Ersten Hilfe heraussuchen und wie beschrieben durchführen. Fühlen Sie sich nach einigen Tagen des Übens wieder besser, gehen Sie mit den Übungen ab *Seite 58* aktiv gegen die Ursachen vor.

## In diesen Fällen bitte sofort zum Arzt!

Wenn Sie folgende Beschwerden haben, sollten Sie einen Arzt aufsuchen:

- *Lang anhaltende Schmerzen und solche, die in Arme, Nacken, Brustregion, Füße oder Knie ausstrahlen.*
- *Taubheitsgefühl in Fingern, Armen oder Beinen.*
- *Starke Kopfschmerzen.*
- *Schwindel, eventuell mit Übelkeit.*
- *Atemnot oder Herzrasen.*
- *Beklemmendes Gefühl in der Brust.*
- *Extreme Steifheit des Nackens.*
- *Starke Schmerzen in den Beinen.*
- *Kraftverlust der unteren Rückenmuskulatur.*
- *Unfähigkeit, den Vorderfuß vom Boden abzuheben.*

### DIE TIEFEN RÜCKENMUSKELN

Da die tiefe Muskulatur im Unterschied zu den übrigen Muskeln zur Hälfte aus Bindegewebe besteht, lässt sie sich schwieriger trainieren und wird bei vielen gängigen Gymnastik- und Kraftübungen gar nicht erreicht. Deswegen haben viele Bodybuilder trotz ihres hohen Übungspensums und ihrer Muskelpakete oft Rückenschmerzen: Sie trainieren nämlich die tiefen Rückenmuskeln nicht, sondern nur die beiden anderen Schichten. Die Übungen in diesem Buch legen einen Schwerpunkt auf die tiefen Rückenmuskeln, damit Sie diese gezielt kräftigen können.

# Schultern und Nacken

**Bewegung ist das beste Mittel gegen Entzündungen: Sie stimuliert unser Immunsystem und versorgt den Rücken mit wichtigen Aufbau- und Nährstoffen. Mit den folgenden Übungen stärken Sie die Halsregion und werden im Schulter-Nacken-Bereich wieder locker und schmerzfrei.**

### SCHULTERKUSS

1 Stellen oder setzen Sie sich aufrecht hin. Lassen Sie Schultern und Arme entspannt hängen und schauen Sie geradeaus.
2 Neigen Sie den Kopf langsam zu einer Schulter, bis Sie eine leichte Dehnung spüren. Halten Sie die Position für 6 bis 10 Sekunden. Um die Dehnung zu verstärken, können Sie den Kopf mit der Hand langsam und vorsichtig ein Stück weiter zur Schulter ziehen. (1)
3 Führen Sie die Dehnung entsprechend auf der anderen Seite aus.

→ *Wiederholen Sie den Übungsablauf mindestens 2-mal.*

ERSTE HILFE

### WIRKUNG

+ Beim Dehnen lässt die schmerzhafte Spannung der Nackenmuskeln immer mehr nach. Langfristig werden Sie das auch an einer besseren Körperhaltung merken, weil die Muskeln, die die Schultern hochziehen, nach und nach lockerer werden.

### TIPP

**Den circa 6 kg schweren Schädel zu tragen und zu stabilisieren, dafür müssen die Halsmuskeln einiges leisten, vor allem wenn wir bei der Bildschirmarbeit den Kopf nach vorn recken. Die leichte Dehnung wirkt hier Wunder.**

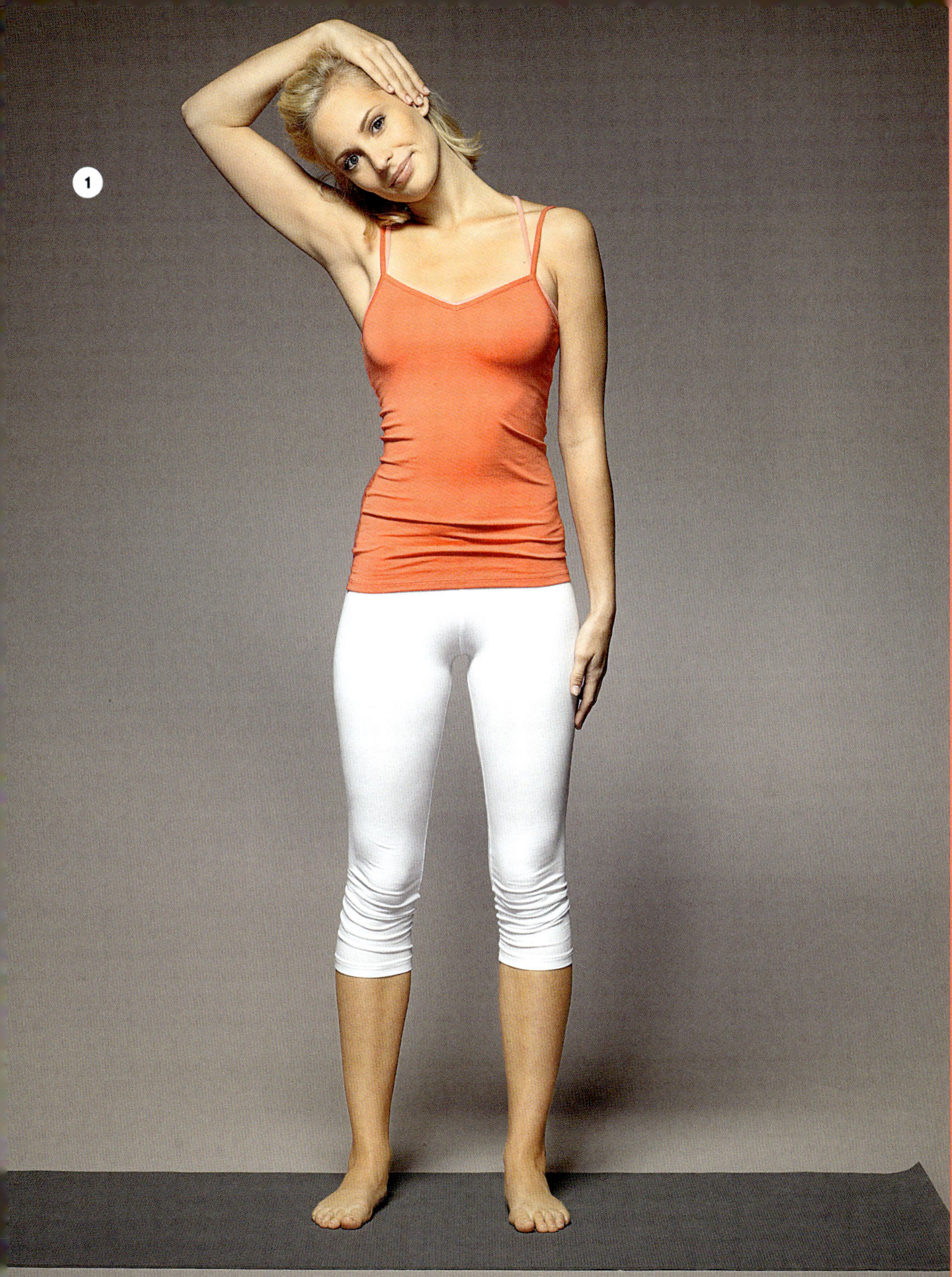
1

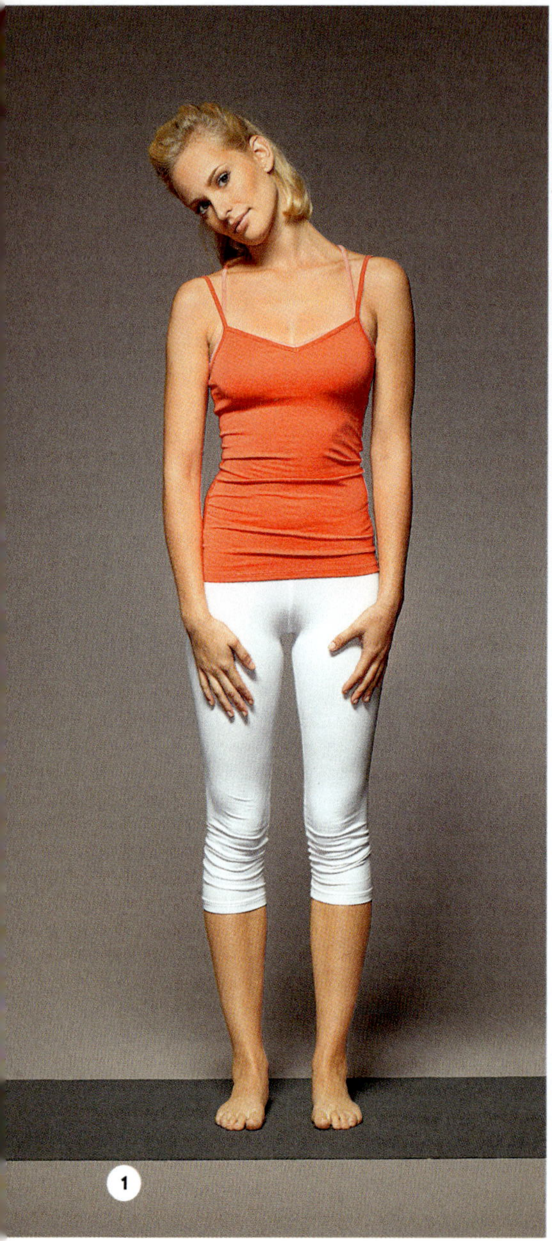
1

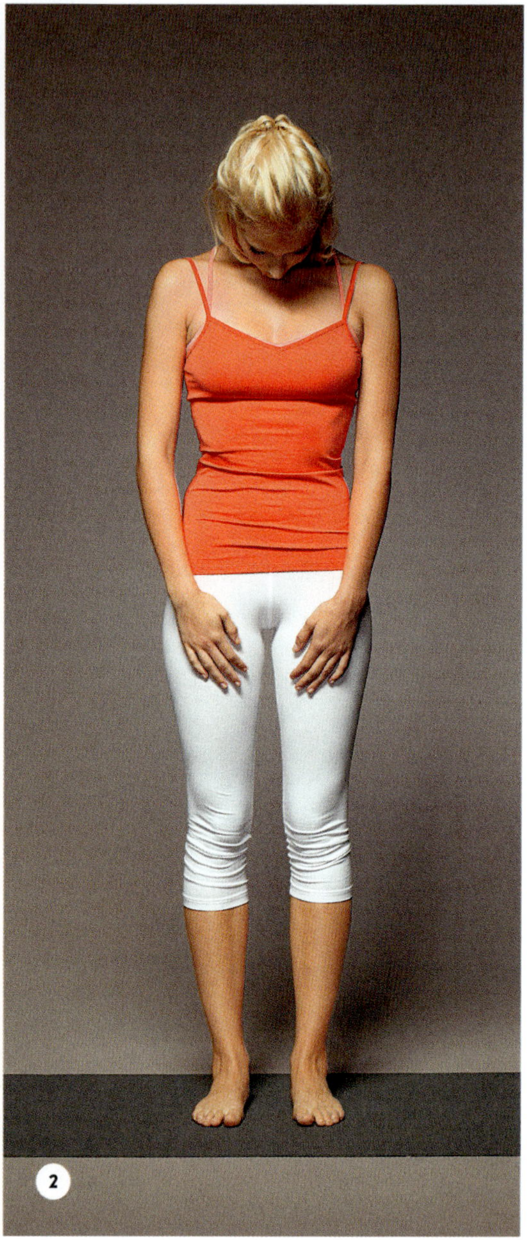
2

## HALBMOND

1 Sie können die Übung im Sitzen oder im Stehen durchführen. Die Schultern sind dabei unten, der Rücken wird aufrecht gehalten und der Blick anfangs nach vorn gerichtet.

2 Neigen Sie den Kopf zunächst auf die rechte Seite in Richtung der rechten Schulter. Der Blick bleibt nach vorn gerichtet. Sie sollten in dieser Position bereits ein Dehngefühl wahrnehmen können. (1)

3 Da die zu dehnenden Muskeln unterschiedliche Anteile an der Bewegung haben und unterschiedliche Funktionen besitzen, beginnen Sie nun, den Kopf langsam und in mehreren Schritten nach vorn unten (2) bis zur anderen Seite zu bewegen. Jetzt zeigt das linke Ohr zur linken Schulter.

4 In allen Teilabschnitten legen Sie immer kurze Dehnpausen von 10 bis 30 Sekunden ein, bis Sie auf der anderen Seite angelangt sind. Atmen Sie während der gesamten Zeit gleichmäßig weiter.

5 Führen Sie die Dehnung nun zur anderen Seite aus: Sie beginnen in der Position, in der der Kopf zur linken Schulter geneigt ist.

→ *Machen Sie so viele Wiederholungen, wie Sie mögen, aber gleich oft auf beiden Seiten.*

### WIRKUNG

+ Ausstrahlende Nackenschmerzen, Blockaden oder Haltungsfehler, hervorgerufen durch ein muskuläres Ungleichgewicht, werden vermindert oder aufgelöst.

ERSTE HILFE

### TIPP

**Da sich die Übung einfach durchführen lässt, sollten Sie sie so oft wie möglich auch im Alltag anwenden, etwa im Büro oder im Auto an der Ampel. Immer wenn der Schmerz kommt, hilft die Übung. Spüren Sie der Veränderung im Hals-Nacken-Bereich vor und nach der Übung nach und achten Sie darauf, ob es Bereiche gibt, die besonders unangenehm sind: Das deutet auf mögliche Schwachstellen hin, die trainiert werden sollten.**

## ARMKREISE IM LIEGEN

1 Legen Sie sich mit dem Rücken auf eine bequeme Unterlage. Wenn es Ihnen angenehmer ist, können Sie die Füße dabei etwa hüftbreit aufstellen. Die Arme liegen entspannt seitlich ausgebreitet.

2 Führen Sie beim Einatmen die gestreckten Arme in einer langsamen, kontrollierten Bewegung im weiten Bogen und parallel zum Boden über den Kopf. Die Übung kann ihre Wirkung nur dann voll entfalten, wenn Sie nicht mit den Armen über den Boden wischen, sondern sie leicht anheben. (1)

3 Mit dem Ausatmen bringen Sie die Arme auf dem umgekehrten Weg zunächst zu den Seiten, (2) dann wieder zurück in die Ausgangsposition.

→ *Wiederholen Sie die Übung beliebig oft.*

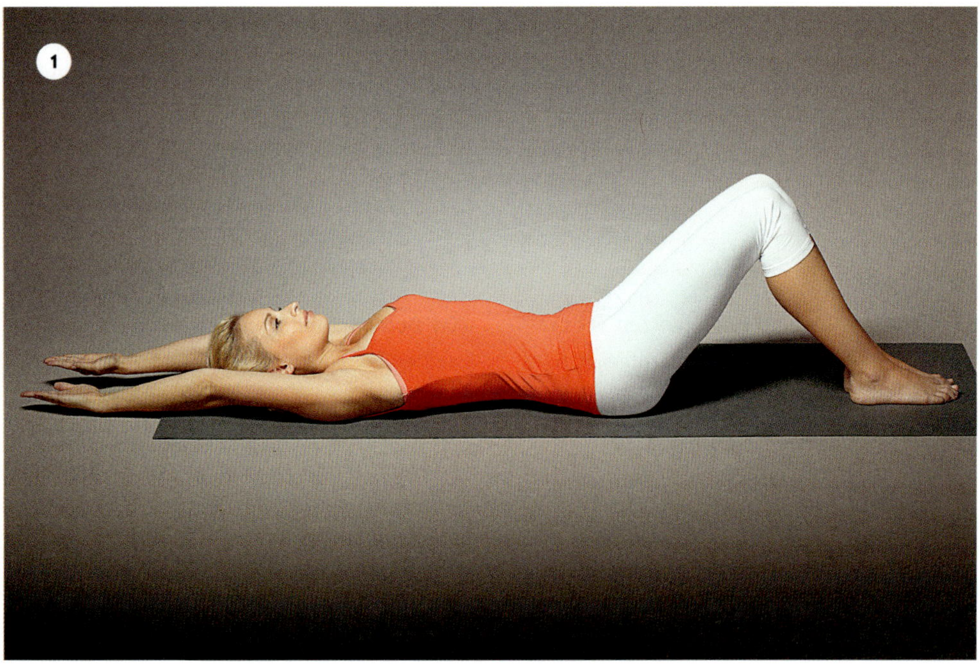

### WIRKUNG

+ Diese Bewegung hilft, Schmerzen zu lindern, indem sie biochemische Prozesse wie die Entzündungshemmung aktiviert, sodass neue Energie in die Muskelzellen strömen kann.
+ Wie sehr die Armkreise den Stoffwechsel aktivieren, erkennen Sie daran, dass sich der Schultergürtel lockert und sich ein warmes, wohliges Gefühl im Schulter-Nacken-Bereich ausbreitet.

### TIPP

**Spüren Sie bewusst zur Bewegung des Schulterblattes hin.**

ERSTE HILFE

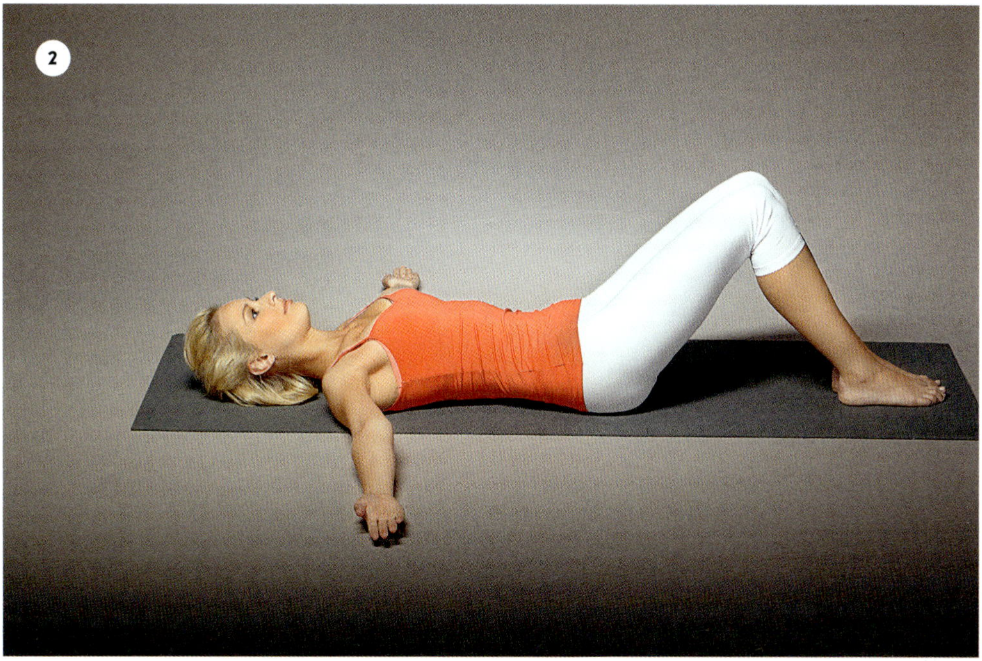

# Brustwirbelsäule

**Die Brustwirbelsäule ist relativ unbeweglich, doch viel Schreibtischarbeit, schweres Heben, lange Autofahrten oder ein Sturz aufs Steißbein können Beschwerden verursachen. Mit den folgenden Übungen lassen sich Blockaden lösen und Verhärtungen lockern.**

## DIAGONALE SCHAUKEL

1 Stellen Sie in der Rückenlage die Füße mit der ganzen Sohle hüftbreit auf.

2 Lassen Sie beide Knie langsam nach links absinken. Die Fußsohlen und das Becken lösen sich dabei rechts vom Boden. Den Kopf drehen Sie gleichzeitig im selben Tempo zur rechten Seite. (1)

3 Verweilen Sie 30 bis 60 Sekunden in dieser Position, bevor Sie in die Ausgangsposition zurückkommen und die Übung zur anderen Seite durchführen.

→ *Wiederholen Sie den Ablauf 2- bis 3-mal.*

### WIRKUNG

+ Die Übung fördert die Beweglichkeit der Brustwirbelsäule, zugleich werden die Muskeln des unteren Rückens sanft gedehnt.

### TIPP

**Stellen Sie sich vor, die Bewegungen liefen in Zeitlupe ab. Dann ist es leichter, sie ganz langsam und kontrolliert durchzuführen.**

ERSTE HILFE

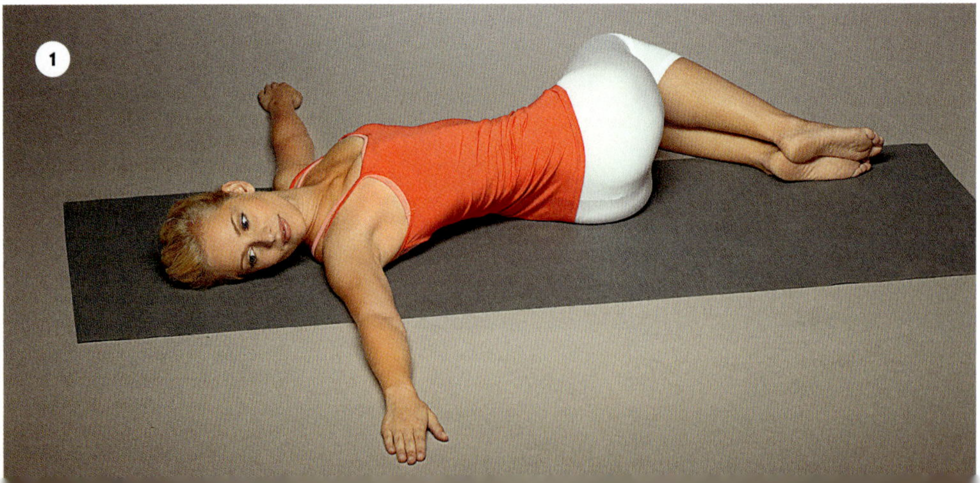

## TAUCHER

1. Platzieren Sie im Vierfüßlerstand die Hände senkrecht unter die Schultergelenke und die Knie unter die Hüftgelenke. Ziehen Sie den Bauchnabel leicht ein, damit kein Hohlkreuz entsteht.
2. Führen Sie den rechten Arm langsam unter dem stützenden linken Arm hindurch. Der Kopf dreht mit in diese Richtung.
3. Versuchen Sie, mit jeder Ausatmung ein Stück weiter unter Ihrem Körper »hindurchzutauchen«, indem Sie mit der Hand am Boden entlangwandern. Halten Sie am äußersten Punkt 30 bis 60 Sekunden inne, gleichmäßig weiteratmend. (1)
4. Kommen Sie zurück in die Ausgangsposition, und tauchen Sie mit diesem Bewegungsablauf zur anderen Seite durch.

→ *Wiederholen Sie den Ablauf 2- bis 3-mal.*

### WIRKUNG

+ Die Drehung der Brustwirbelsäule löst Blockaden der Wirbelgelenke sowie Verhärtungen der tiefen Rückenmuskulatur und verleiht damit diesem Bereich mehr Beweglichkeit.
+ Durch das lange Beibehalten der Position erfahren auch die oft gestressten Bänder an der Wirbelsäule eine wohltuende Entspannung.

### TIPP

**Die Übung kann ihre Wirkung am besten entfalten, wenn Sie möglichst lange in der Endposition verharren. Der Bauchnabel bleibt während der gesamten Zeit eingezogen.**

ERSTE HILFE

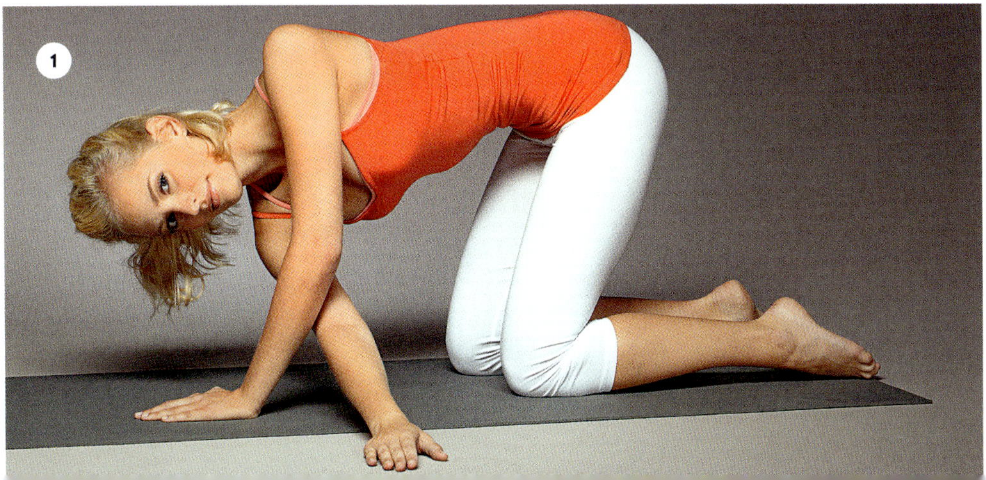

## ÜBERSTRECKER

1. Setzen Sie sich auf einen Stuhl mit einer Lehne, die etwa bis zu Ihren Schulterblättern reicht. Die Beine sind hüftbreit geöffnet, die Hände im Nacken verschränkt.
2. Bewegen Sie sich langsam und vorsichtig nach hinten über die Stuhllehne, bis eine leichte Rundung des Rückens wahrnehmbar ist. (1)
3. Atmen Sie in dieser Position 30 bis 60 Sekunden ruhig weiter.
4. Kommen Sie langsam zurück in die Ausgangsposition.

→ *Wiederholen Sie die Übung so oft, wie es Ihnen guttut.*

ERSTE HILFE

### WIRKUNG

+ Die Übung fördert die Beweglichkeit der Brustwirbelsäule und schützt vor Verspannungen. Bei Schmerzen hilft sie, Blockaden zu lösen.

### TIPP

**Lehnen Sie sich auch einmal mit gestreckten Armen zurück, aber nur so weit, wie es angenehm ist.**
**Die Übung hat auch den großen Vorteil, dass die so häufig zusammengekauerte und daher geplagte Bauchmuskulatur endlich mal wieder in die Länge gezogen wird. Achten Sie bewusst auf diesen Reiz. Dies können und sollten Sie übrigens immer wieder machen, auch wenn keine Beschwerden vorliegen, denn es hilft nicht nur dem Bauch, sondern es entlastet auch den Rücken.**

1

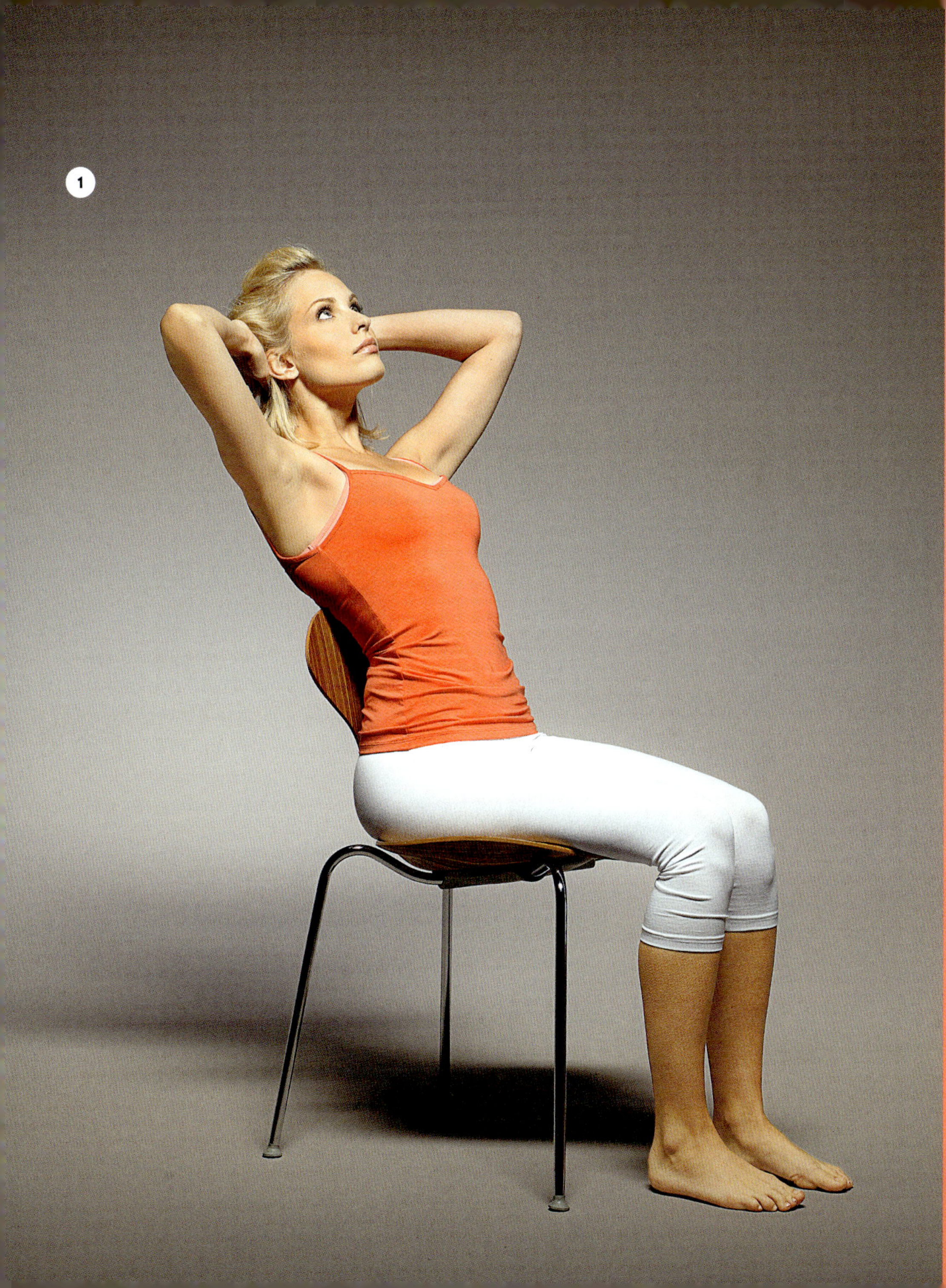

## ABKNICKER

1 Setzen Sie sich aufrecht auf einen Stuhl, die Füße hüftbreit aufgestellt. Die Arme hängen entspannt herunter, der Blick ist nach vorn gerichtet.

2 Neigen Sie den Oberkörper langsam nach rechts, ohne zu drehen, wobei die Bewegung nur von der Taille ab aufwärts stattfindet und der Kopf nicht abknickt. Bringen Sie die rechte Hand so weit wie möglich in Richtung Boden. Beide Sitzbeinhöcker bleiben auf dem Stuhl. Korrekt ausgeführt, ist auf der Gegenseite ein leichtes Ziehen zu verspüren. (1)

3 Halten Sie die Position 30 bis 60 Sekunden, atmen Sie dabei ruhig weiter.

4 Kommen Sie zurück in die Ausgangsposition und neigen Sie sich zur anderen Seite.

→ *Wiederholen Sie den Ablauf 3-mal.*

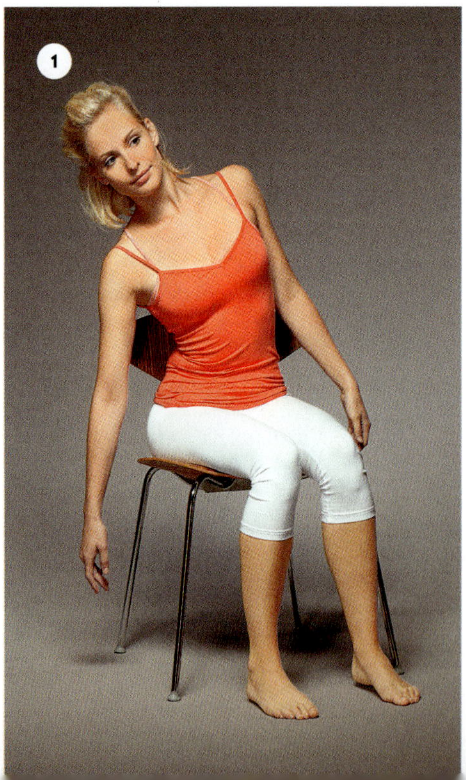


### WIRKUNG

+ Die Flankendehnung hält die Wirbelsäule zur Seite hin beweglich und lockert die tiefen Muskelschichten im gesamten Rumpfbereich. Speziell die tiefen Muskeln direkt an der Wirbelsäule sind im Alltag oft unterfordert.

ERSTE HILFE

## WIRBELSÄULENSTRECKER

1. Knien Sie sich hin und legen Sie die gestreckten Arme ab, sodass Ihre Stirn leicht den Boden berührt. Der Oberkörper ruht auf den Oberschenkeln.
2. Schieben Sie das Gesäß langsam in Richtung Fersen, bis Sie in eine vollständige Streckung Ihrer Wirbelsäule gelangen und ein leichtes Ziehen in der Brustmuskulatur verspüren. Behalten Sie diese Position 30 bis 60 Sekunden bei und vergessen Sie nicht, weiterhin gleichmäßig ein- und auszuatmen. (1)
3. Kommen Sie wieder zurück in die Ausgangsposition.

→ *Wiederholen Sie die Übung 2- bis 3-mal.*

### WIRKUNG

+ Regelmäßig durchgeführt, verhindert diese Übung, dass sich ein Rundrücken bildet.
+ Verspannungen im Brustwirbelbereich können effektiv behoben werden.

### TIPP

**Wenn Sie die Knie etwas mehr auseinandernehmen, können Sie im oberen Rücken noch weiter in die Streckung gelangen.**

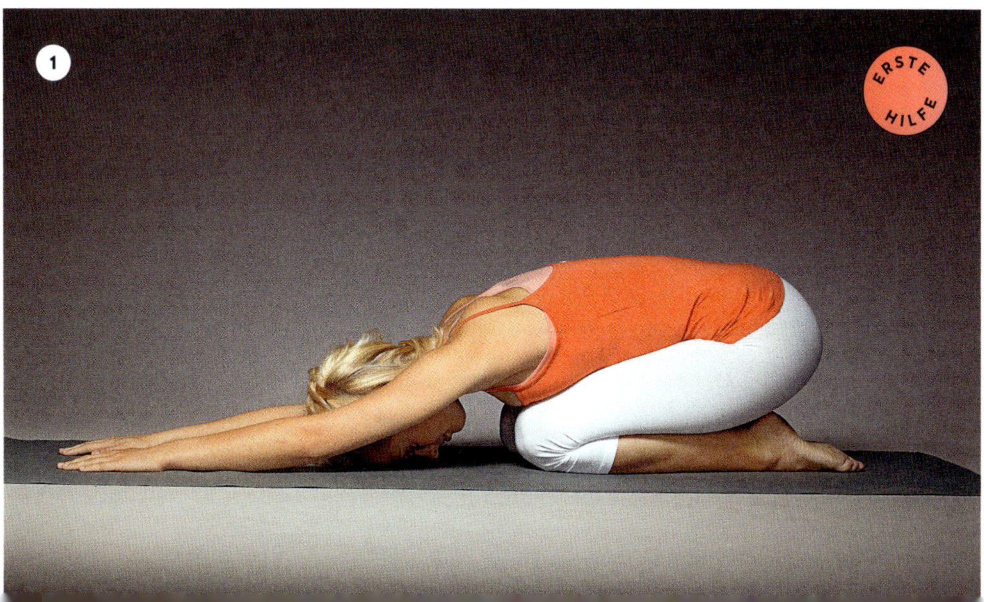

# Lendenwirbelsäule und Kreuzbein

70 Prozent der Rückenschmerzen betreffen den Lendenwirbelsäulenbereich. Kein Wunder: Sie muss schließlich den größten Teil unseres Körpergewichts tragen. Die folgenden Übungen sind ebenso wirkungsvoll wie angenehm für den gequälten Rücken.

## ANLEHNER

1 Legen Sie sich mit möglichst eng an den Po aufgestellten Füßen so auf den Boden, dass Ihr Gesäß zu einer Wand zeigt und sich die Füße vor der Wand befinden.
2 Wandern Sie nun mit den Füßen langsam an der Wand hinauf, bis die Fußsohlen zur Decke zeigen, und schieben Sie das Gesäß zur Wand. (1)
3 Verweilen Sie so lange in der Position, wie es Ihnen guttut, und atmen Sie dabei tief ein und aus.

→ *Nehmen Sie die Haltung sooft Sie wollen ein.*

### WIRKUNG

+ Die Haltung entlastet die Lendenwirbelsäule sehr gut und ist besonders bei akuten Schmerzen zu empfehlen. Sie nährt die verspannten und daher unterversorgten Areale Ihres Rückens.

### TIPP

**Sie können Ihre Entspannung fördern, wenn Sie je ein kleines Kissen unter die Lendenwirbelsäule und den Kopf legen, die Augen schließen und bewusst tief atmen. Stellen Sie sich dabei vor, den Schmerz mit jeder Ausatmung wegzuatmen.**
**Alternativ zur beschriebenen Position können Sie für die Entlastung der Lendenwirbelsäule auch die Unterschenkel auf einen Stuhl legen, sodass Oberkörper und Oberschenkel sowie Ober- und Unterschenkel je einen 90-Grad-Winkel bilden.**

ERSTE HILFE

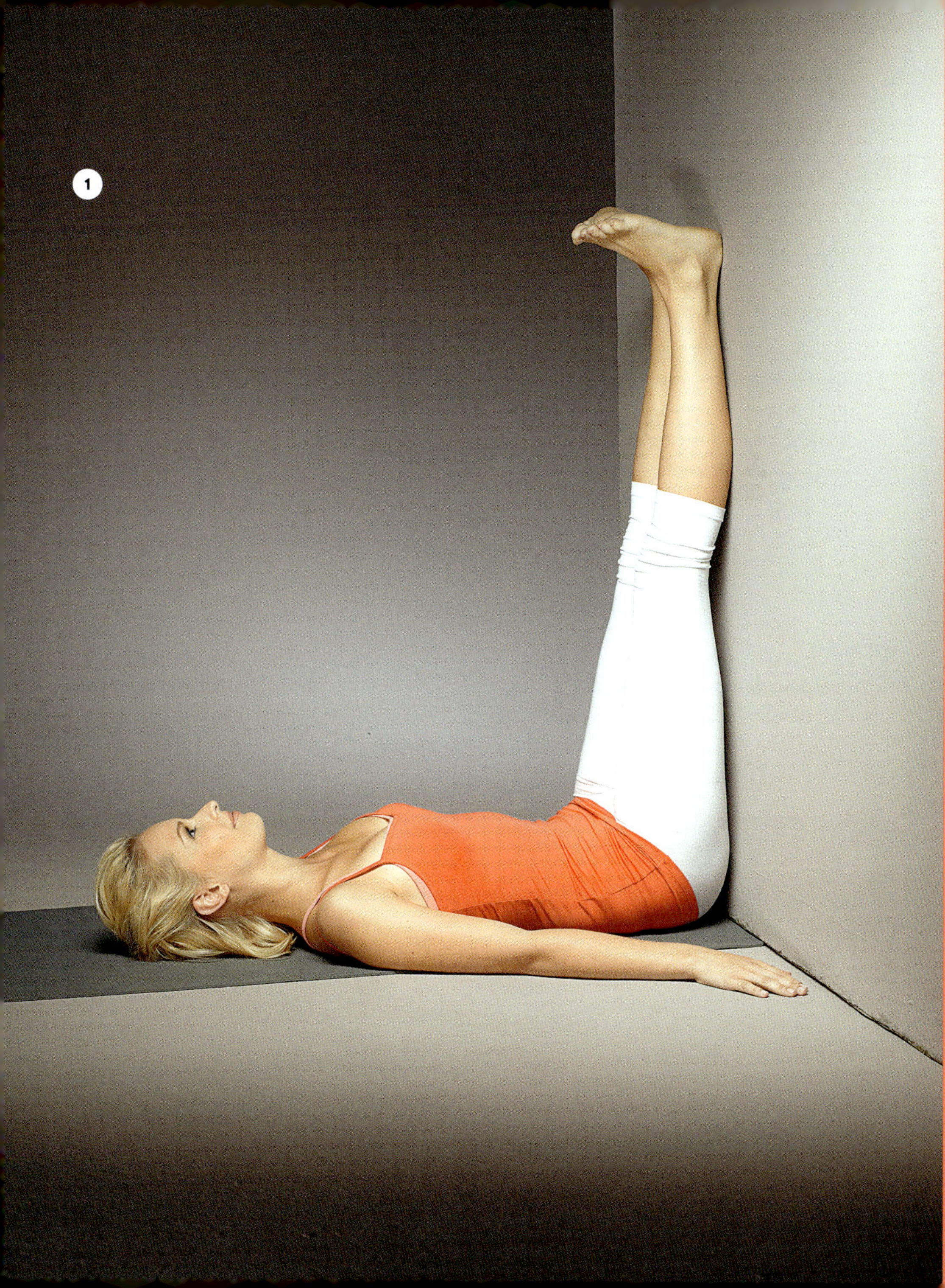
1

## BECKENSCHAUKEL AUF DEM RÜCKEN

1 Legen Sie sich auf den Rücken und stellen Sie die Füße hüftbreit auf. Die Arme liegen neben dem Körper, die Schultern sind entspannt.
2 Die Bewegung findet ausschließlich im Becken statt. Lenken Sie die Aufmerksamkeit dorthin und atmen Sie ruhig ein und aus. Achten Sie darauf, dass sich in der Ausgangsposition eine kleine Lücke unter der Lendenwirbelsäule befindet.
3 Kippen Sie nun das Becken und schließen Sie diese Lücke, indem Sie die Lendenwirbelsäule auf den Boden drücken. Neigen Sie das Becken wieder in die andere Richtung, sodass sich die Lücke vergrößert. (1)
4 Schaukeln Sie Ihr Becken in der Weise 30 bis 60 Sekunden vor und zurück.

→ *Wiederholen Sie die Übung so oft und so lange, wie es Ihnen guttut.*

### WIRKUNG

+ Die Schaukelbewegung löst Verspannungen im Lenden- und Kreuzbeinbereich und verbessert die Beweglichkeit.
+ Der Stoffwechsel wird aktiviert, Sauerstoff strömt in die Zellen, die Durchblutung wird angeregt.

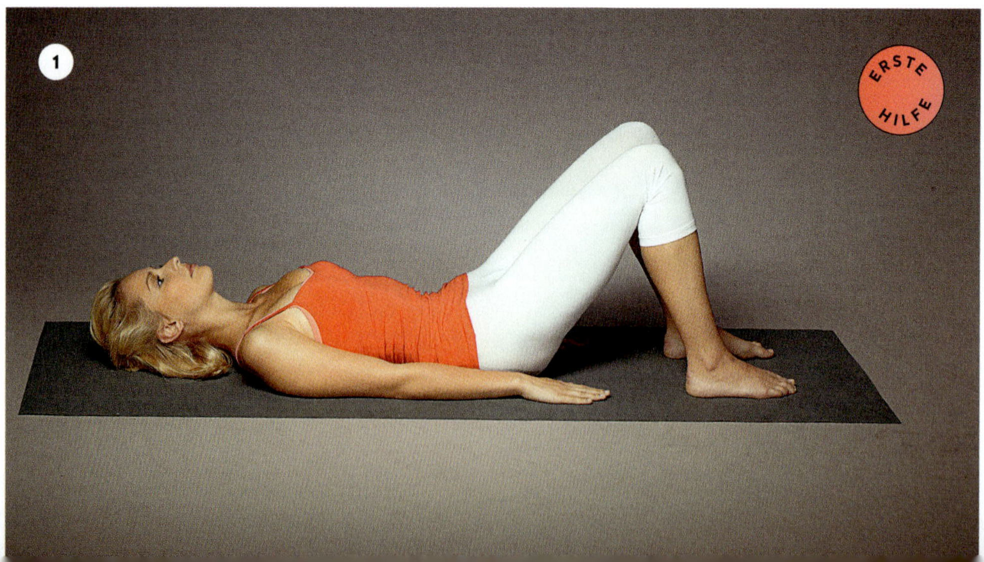

## PÄCKCHEN

1 Legen Sie sich auf den Rücken, bewegen Sie die angewinkelten Beine zum Oberkörper und legen Sie die Hände auf die Knie. Der Kopf bleibt dabei entspannt am Boden liegen. (1)

2 Führen Sie mit den Knien langsame Kreisbewegungen durch und nehmen Sie wahr, wie sie sich im Bereich des unteren Rückens auswirken. Atmen Sie dabei gleichmäßig und tief ein und aus.

3 Kreisen Sie einige Male in dieser Weise, dann wechseln Sie die Richtung und kreisen in diese ebenso oft. Sie können die Kreise nach Belieben kleiner und größer gestalten.

4 Führen Sie diese Kreise im und gegen den Uhrzeigersinn mindestens 1 bis 2 Minuten durch.

→ *Wiederholen Sie die Übung so oft und so lange, wie es Ihnen guttut.*

### WIRKUNG

+ Die Bewegungen üben eine Art Massage auf den unteren Rücken aus. Das Gewebe wird so besser durchblutet, der Stoffwechsel aktiviert. Das mindert Verspannungen.

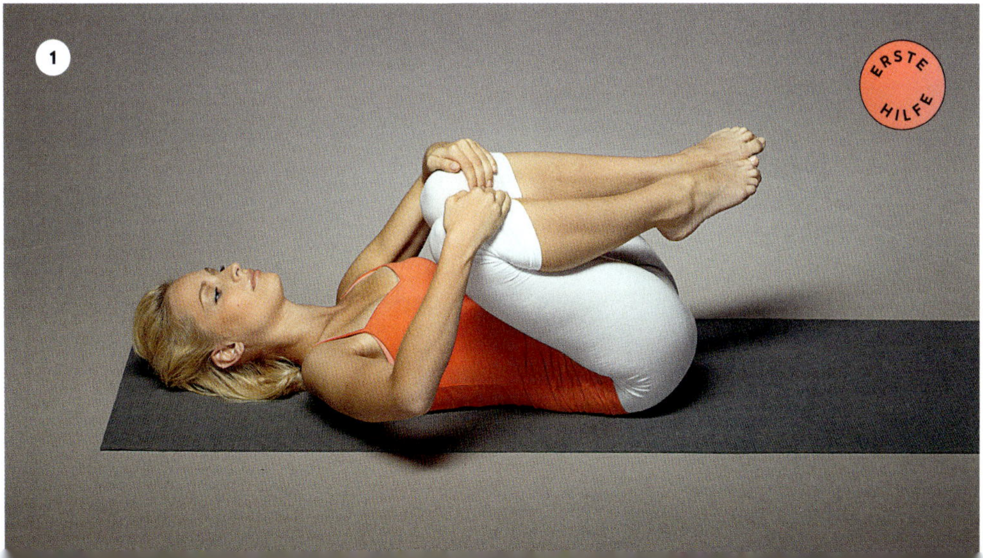

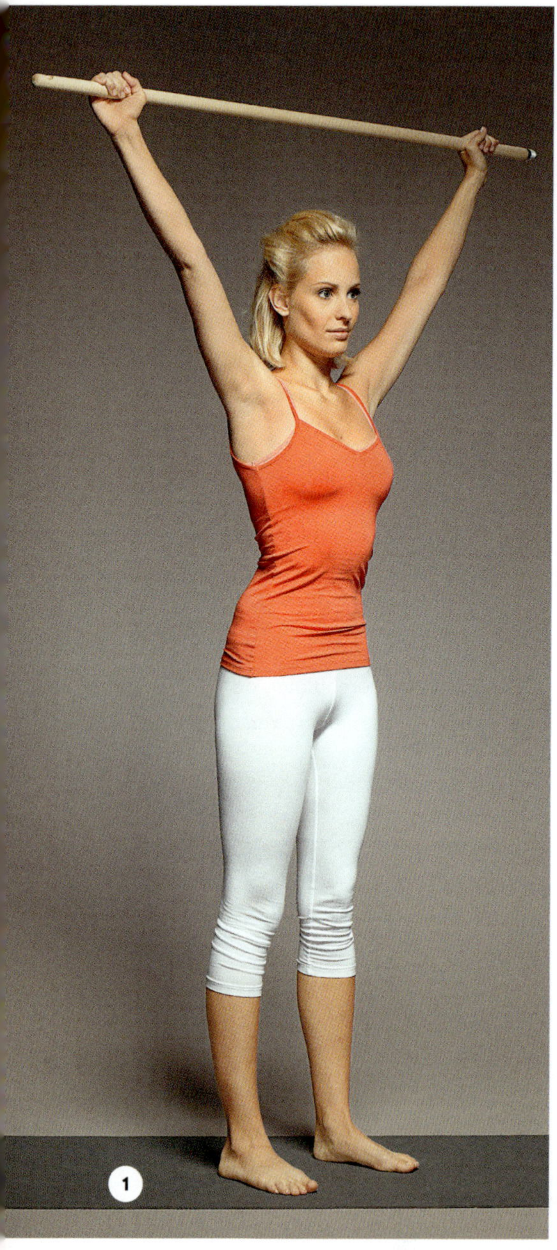
1

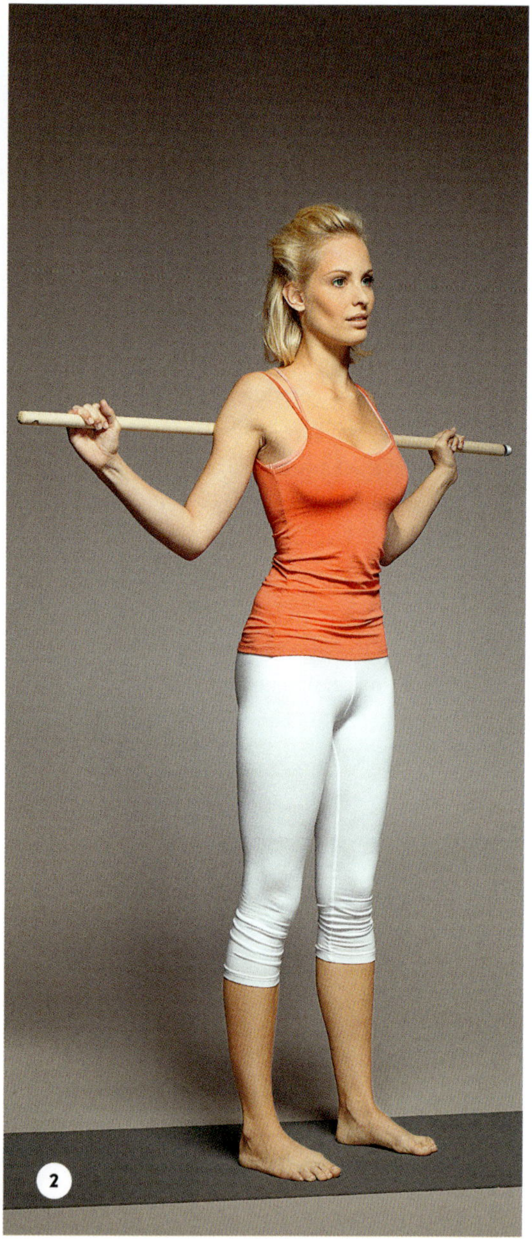
2

## BRUST RAUS

1 Für die Übung benötigen Sie einen Besenstil, den Sie im Stehen vorn ungefähr auf Brusthöhe halten. Die Handrücken zeigen dabei nach hinten, die Fingerspitzen nach vorn. Die Beine sind hüftbreit geöffnet, die Knie leicht gebeugt.

2 Ziehen Sie den Bauchnabel fest nach innen, dehnen Sie den Nacken ein wenig und behalten Sie beides während der ganzen Übung bei.

3 Strecken Sie die Arme nach oben und wandern Sie mit den Händen am Stab möglichst weit nach außen. Eventuell spüren Sie dabei schon ein leichtes Ziehen im Brustbereich. (1)

4 Bewegen Sie den Stab vorsichtig und vor allem langsam, so weit Sie können, nach hinten und senken Sie ihn hinter dem Kopf nach unten. Wandern Sie bei Bedarf dafür noch etwas mehr mit den Händen am Stab nach außen. Der Brustmuskel darf deutlich ziehen und auch etwas zittern – dennoch sollte die Übung niemals schmerzhaft sein. (2)

5 Behalten Sie an Ihrem individuellen Endpunkt die Position für 30 bis 60 Sekunden bei, bevor Sie in die Ausgangsstellung zurückkehren.

→ *Wiederholen Sie die Dehnung 2- bis 3-mal.*

### WIRKUNG

+ Die meisten von uns verbringen einen Großteil des Tages im Sitzen, wodurch die Brustmuskeln mangels Nutzung immer unbeweglicher werden. Damit wird gleichzeitig die Rundrückenhaltung verstärkt. Mit dieser Übung dehnen Sie den kleinen und den großen Brustmuskel und wirken diesem Prozess aktiv entgegen.

### TIPP

**Halten Sie während der Dehnung nicht die Luft an und fallen Sie nicht in ein Hohlkreuz.**

ERSTE HILFE

## SCHRÄGES PÄCKCHEN

1 Legen Sie sich auf die Seite und betten Sie den Kopf auf den gestreckten oder angewinkelten unteren Arm. Der obere Arm liegt lang auf der Außenseite des Oberschenkels. Für einen stabilen Halt sind beide Beine leicht angewinkelt.

2 Ziehen Sie mit dem Einatmen Ihr oberes Bein langsam nah an den Oberkörper heran, indem Sie das Knie umschlingen und den Rücken ein wenig runden. (1)

3 Mit der Ausatmung gehen Sie – ebenfalls langsam – in die Gegenbewegung: Sie strecken das obere Bein lang aus, ohne es auf dem Boden abzulegen, und recken den oberen Arm so weit wie möglich über den Kopf hinaus. (2)

→ *Wiederholen Sie das Zusammenziehen und Strecken auf jeder Seite 5-mal.*

ERSTE HILFE

### WIRKUNG

+ Die Seitenlage ist bestens geeignet, die Beweglichkeit der Wirbelsäule zu verbessern – selbst wenn Sie große Probleme haben, sich auf den Rücken zu legen, oder Schmerzen in der Hüft-Kreuzbein-Region verspüren, wie sie nach einer Schwangerschaft oder einem Hexenschuss vorkommen.
+ Das aktive In-die-Länge-Strecken der Wirbelsäule zieht die Bandscheiben und die übrigen Wirbelstrukturen sanft auseinander und fördert damit deren Versorgung mit Nährstoffen.

### TIPP

**Strecken Sie in der zweiten Position die Finger, um die Körperlänge noch deutlicher wahrzunehmen.**

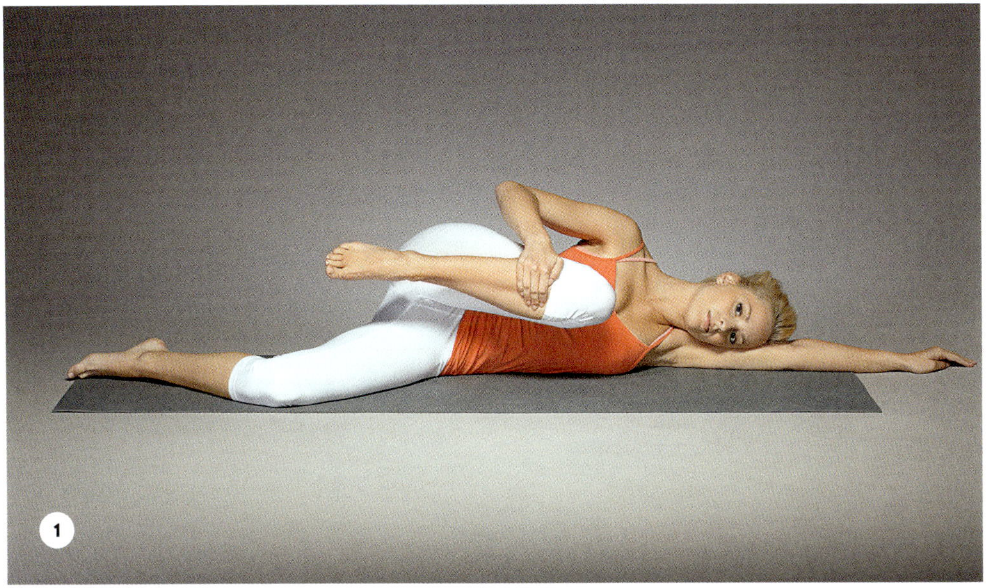
1

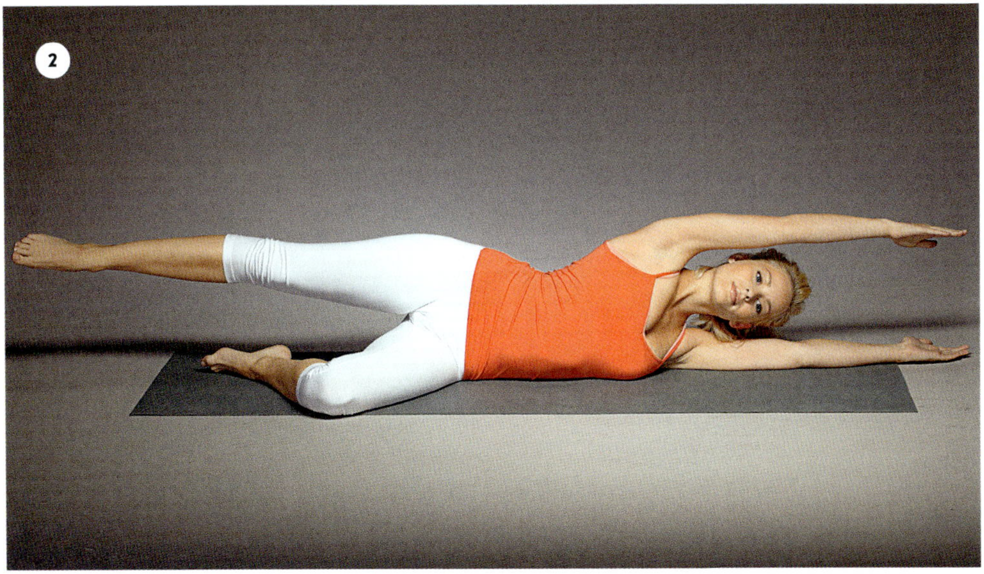
2

# Aktiv gegen die Schmerzursachen

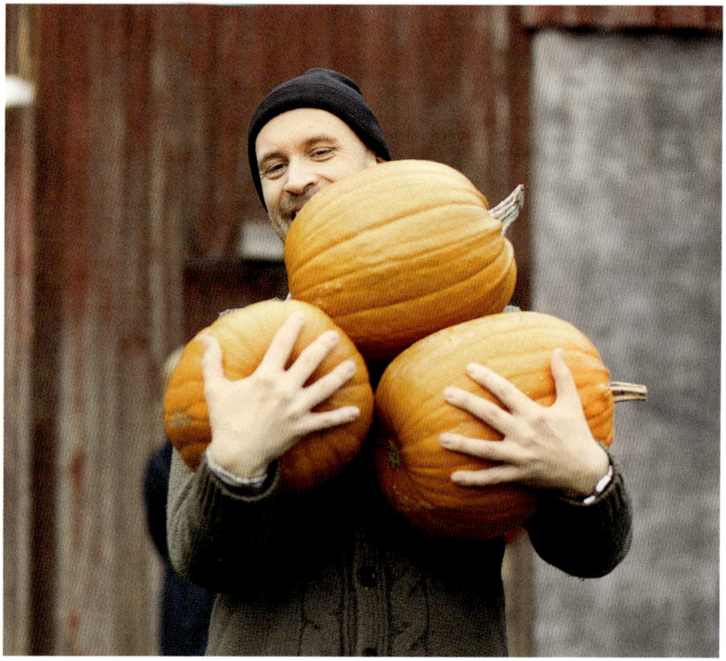

Wenn die akuten Schmerzen wieder einigermaßen erträglich sind, können Sie mit gezielten Übungen aktiv die Selbstheilungskräfte mobilisieren – mit dem erklärten Ziel, dass Ihre Beschwerden ganz verschwinden. Sofern Sie bereits unter chronischen Rückenschmerzen leiden, kommen Sie

mit diesen Übungen raus aus der Schmerzspirale, aus dem Teufelskreis von Schonung, Inaktivität und immer wieder auftretenden Schmerzen.
Beginnen Sie mit Ihrer Problemregion und schließen Sie nach und nach die übrigen Bereiche des Rückens an.

## Heilung ist möglich

In der Regel können alle Strukturen des Rückens heilen – das habe ich bereits auf *Seite 27* dargelegt. Aber wir müssen ihnen auch die Chance dazu geben. Am Anfang steht immer eine Entzündung, auf deren Grundlage wir den Schmerz überhaupt erst bewusst wahrnehmen können.
Halten wir uns noch einmal vor Augen, dass wir im Alltag den Körper über lange Zeiträume muskulär unterfordern und deshalb gleichzeitig den Stoffwechsel und damit unser Versorgungssystem für sämtliche Strukturen der Wirbelsäule nicht optimal beanspruchen. Die häufige Computerarbeit, das viele Sitzen und jetzt noch das Homeoffice verschärfen die Problematik der Rückenschmerzen.
Auf der folgenden Seite finden Sie ein paar Tipps für den optimalen Umgang mit der Arbeit im Homeoffice. Aber auch wenn Sie ins Büro gehen, können die Hinweise hilfreich für Sie sein.

### ÜBERTREIBEN SIE ES NICHT MIT DEM ÜBEN

Auch wenn Sie darauf brennen, Ihre Rückenprobleme möglichst schnell loszuwerden, gehen Sie bitte sanft mit sich um. Für alle Übungen in diesem Buch gilt: Die Muskulatur darf während der Übung durch Anspannung zittern, sie darf auch mal ziehen, aber sie sollte niemals mehr schmerzen als vorher.
Sind nach einigen Wochen Ihre Muskeln wieder kräftig und die Bänder elastisch, stellen Sie sich aus dem Kapitel ab *Seite 102* ein Programm zusammen, das Ihren Rücken für den Rest Ihres Lebens fit hält. Sie können selbstverständlich auch auf eines der Rückenspezialprogramme (siehe Umschlaginnenklappen) zurückgreifen.
Wenn Sie mit den Videos üben (siehe *Seite 33*), lesen Sie bitte auch dazu die entsprechenden Übungsanweisungen im Buch. Denn die Beschreibungen bieten zusätzliche Informationen.

# Homeoffice – eine Herausforderung für den Rücken

**Ganze Bewegungsräume sind weggefallen, seit das Homeoffice bei den meisten Menschen einen Teil der Arbeitszeit einnimmt. Daher sollten wir Wege suchen, diese Zeit optimal zu gestalten, und das Beste aus den Bedingungen zu Hause machen.**

Sie brauchen sich nicht den ultrateuren rückenfreundlichen Stuhl zu kaufen. Viel sinnvoller ist es, in einem Regal in Stehhöhe einen Platz für den Laptop einzurichten und immer wieder vom Sitzen zum Stehen zu wechseln.

## HOMEOFFICE VS. PRIVATLEBEN

Gehen Sie auch in Homeofficezeiten morgens zur Arbeit. Nehmen Sie sich dazu eine Viertelstunde oder 20 Minuten, gehen Sie aus dem Haus und kommen Sie wieder zurück. Erst dann beginnen Sie mit der Arbeit. Genau das Gleiche in der Mittagspause – und vor allem: Zelebrieren Sie bewusst den Feierabend.

## BITTE KEIN STRESS!

Lassen Sie sich nicht stressen durch eine viel engere Taktung, die möglicherweise von digitalen Meetings und einer Mailflut vorgegeben wird. Schaffen Sie sich auch hier Freiräume, in denen Sie die Muskulatur entlasten: Führen Sie stündlich mindestens fünf Minuten körperliche Tätigkeiten aus und machen Sie ein paar Übungen. Bewegen und recken und strecken Sie sich so häufig wie möglich und vor allem: Dehnen Sie die Frontpartie (Übung »Überstrecker« auf *Seite 46*) und damit die Bauchmuskeln. Beim Üben können Sie auch geistig abschalten.

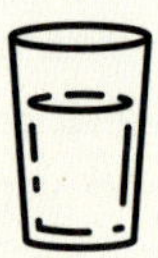

## TRINKEN SIE AUSREICHEND

Stellen Sie genügend Wasser bereit und trinken Sie zwischendurch auch mal grünen oder weißen Tee oder Kräutertee. Aber bitte keinen Früchtetee und vor allen Dingen keine Limonaden, denn die machen müde und schaden obendrein dem Rücken (siehe *Seite 16 f.*).

# Schultern und Nacken

Schmerzen in diesem Bereich sind nicht zu unterschätzen: Sie können weitere Beschwerden nach sich ziehen wie Kopfschmerzen, Taubheitsgefühle in den Armen, Schwindelgefühle und Ohrgeräusche, Atemprobleme und Kurzsichtigkeit (siehe Hinweis auf *Seite 37*).

### ARME HOCH

1. Legen Sie sich auf den Bauch. Beugen Sie Ober- und Unterarme im rechten Winkel. Die Ellbogen befinden sich auf Schulterhöhe, Handflächen und Stirn auf dem Boden.
2. Heben Sie ausatmend Arme und Kopf langsam vom Boden ab. Die Unterarme schweben parallel zum Boden. (1)
3. Atmen Sie ein und kommen Sie ausatmend in die Ausgangsstellung zurück.

→ *Wiederholen Sie die Übung 8- bis 12-mal (= 1 Satz) in 2 bis 3 Sätzen.*

**WIRKUNG**

+ Die Übung kräftigt besonders die Muskulatur zwischen den Schulterblättern und hilft dadurch, die Bildung eines Rundrückens zu vermeiden. Außerdem verbessert sie langfristig Ihre Körperhaltung.
+ Der Schulter-Nacken-Bereich bis hin zur Brustwirbelsäule wird leistungsfähiger und kann den Belastungen des Alltags standhalten.

AKTIV GEGEN URSACHEN

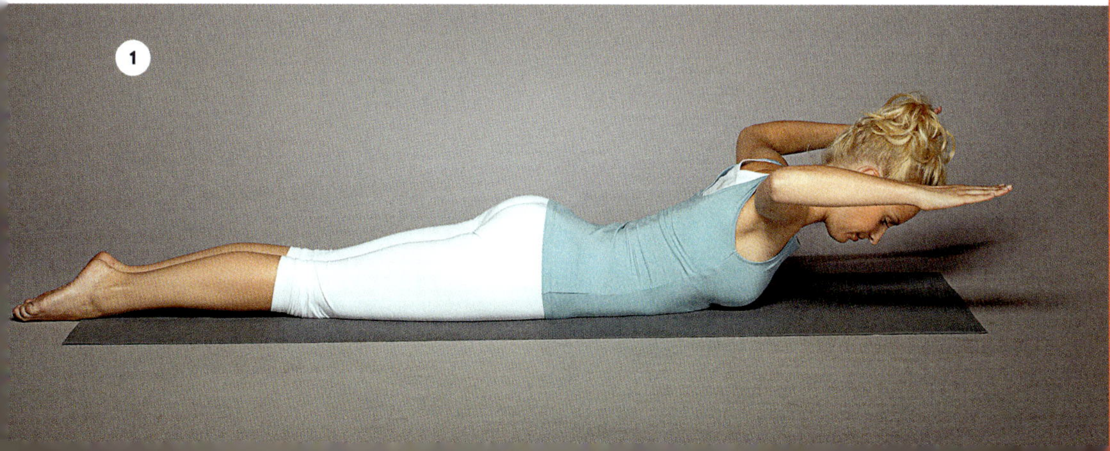

### ARMSPANNUNG

1. Legen Sie sich auf den Rücken und stellen Sie die Füße auf, um den Rücken zu entlasten.
2. Atmen Sie 4- bis 6-mal tief ein und aus. Nehmen Sie dabei wahr, wie sich der Brustkorb hebt und senkt. (1)
3. Dann spannen Sie beim Einatmen Finger, Hände und Arme maximal an und ziehen die Schultern ein wenig hoch. (2)
4. Beim Ausatmen lassen Sie alles wieder locker.

→ *Wiederholen Sie das 20-mal.*

### WIRKUNG

+ Die Übung regt die Durchblutung intensiv an, sodass Schultern und Nacken angenehm warm und geschmeidig werden. Mit jedem Atemzug entweichen immer mehr Verspannungen aus dem Körper.

AKTIV GEGEN URSACHEN

### TIPP

**Insbesondere wenn Muskeln verspannt sind, hilft der Wechsel von Anspannung und Entspannung, denn er bewirkt eine Anregung des Stoffwechsels, verbessert die Nährstoffversorgung und hilft, einen zu starken Muskeltonus autonom herunterzuregulieren. Die Anspannung ist ein zusätzlicher Stress für die Muskeln – was dann über das Nervensystem unwillkürlich zu einer deutlich schnelleren und stärkeren Entspannung führt. Nutzen Sie also immer wieder die Anspannung der Extremitäten – in diesem Fall der Arme –, um danach mehr Entspannung zu erreichen.**

**Wenn Sie diese Übung an den Beginn und den Abschluss Ihres Schulter-Nacken-Trainings stellen, haben Sie einen guten mentalen Einstieg und Ausklang. Außerdem können Sie am Ende positive Veränderungen gegenüber dem Anfang erspüren.**

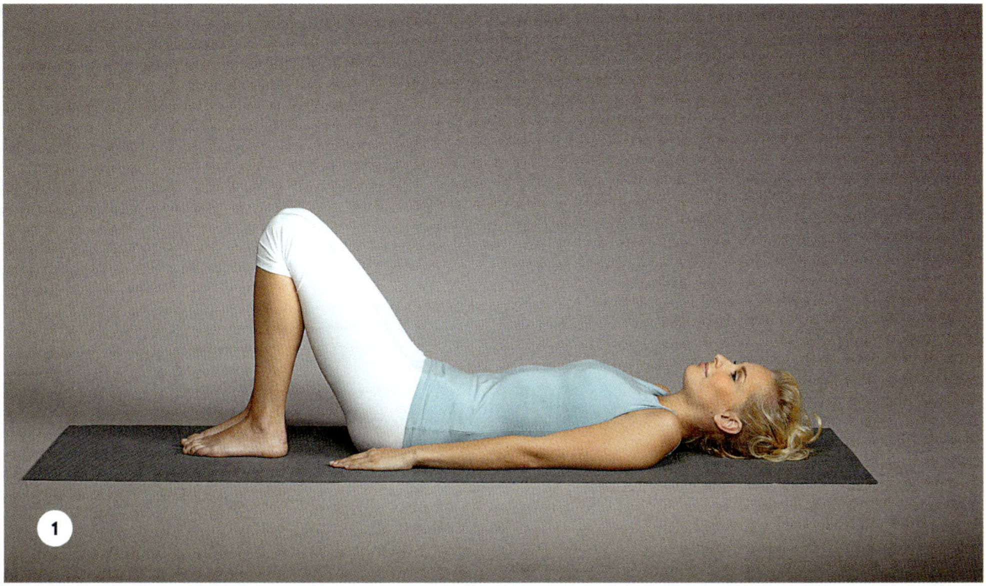
1

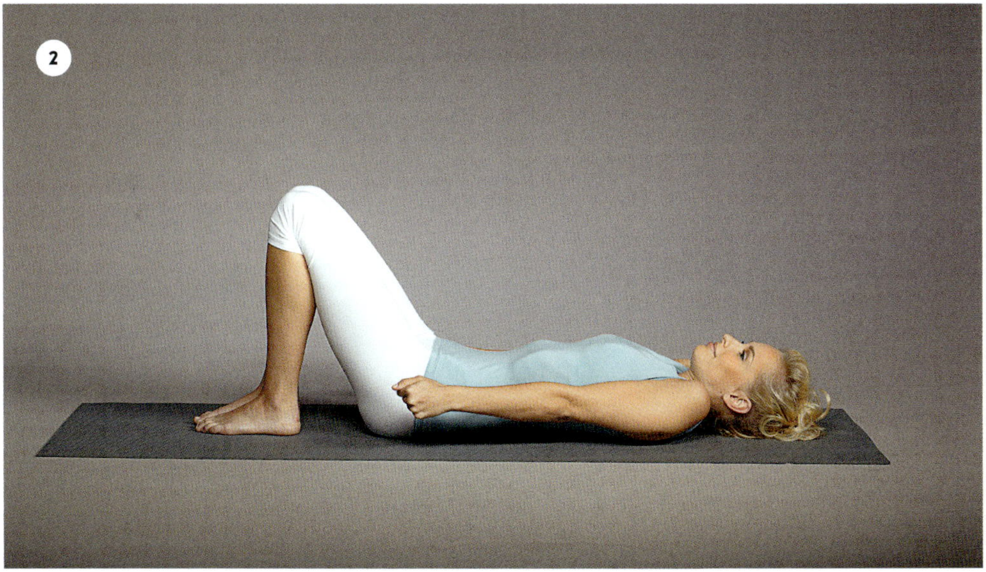
2

## ARMKREIS-TRIO

1. Führen Sie die Übung im Stehen oder im Sitzen durch. Die Beine sind bei beiden Varianten hüftbreit geöffnet, der Rücken bleibt aufrecht. Die Arme hängen entspannt neben dem Körper.
2. Konzentrieren Sie sich zunächst auf Ihr rechtes Schultergelenk. Führen Sie etwa 30 Sekunden lang kleine, langsame Kreise nach vorn und im Anschluss etwa 30 Sekunden nach hinten durch. Die Arme bleiben dabei entspannt hängen. (1)
3. Wiederholen Sie die beiden Bewegungen mit dem linken Schultergelenk.
4. Legen Sie danach die rechte Hand auf die rechte Schulter und machen Sie wieder jeweils 30 Sekunden lang Kreisbewegungen, geführt vom Ellbogen, nach vorn und nach hinten. (2)
5. Wiederholen Sie auch diese Bewegungen mit der linken Seite.
6. Als letzte Variante kommen nun jeweils 30 Sekunden lang Kreise nach vorn und hinten mit lang gestrecktem rechtem Arm in langsamem bis mäßigem Tempo dazu. (3) Verfahren Sie ebenso mit dem linken Arm.

→ *Wiederholen Sie alle drei Armkreisversionen noch einmal.*

**WIRKUNG**

+ Die Übung fördert und erhält die Beweglichkeit der Schultergelenke.
+ Zugleich wirkt sie Verspannungen im Schulter-Nacken-Bereich entgegen.

### TIPP

**Nehmen Sie bewusst Ihr Schultergelenk wahr. Welche Bewegung fühlt sich geschmeidiger an? Lassen sich eventuelle Geräusche, die für eine mangelnde Geschmeidigkeit im Gelenk sprechen, durch die Armkreise verringern oder hören sie mit der Zeit vielleicht sogar auf? Wenn ja, sollten Sie die Übung möglichst oft in Ihr Repertoire einfließen lassen.**

AKTIV GEGEN URSACHEN

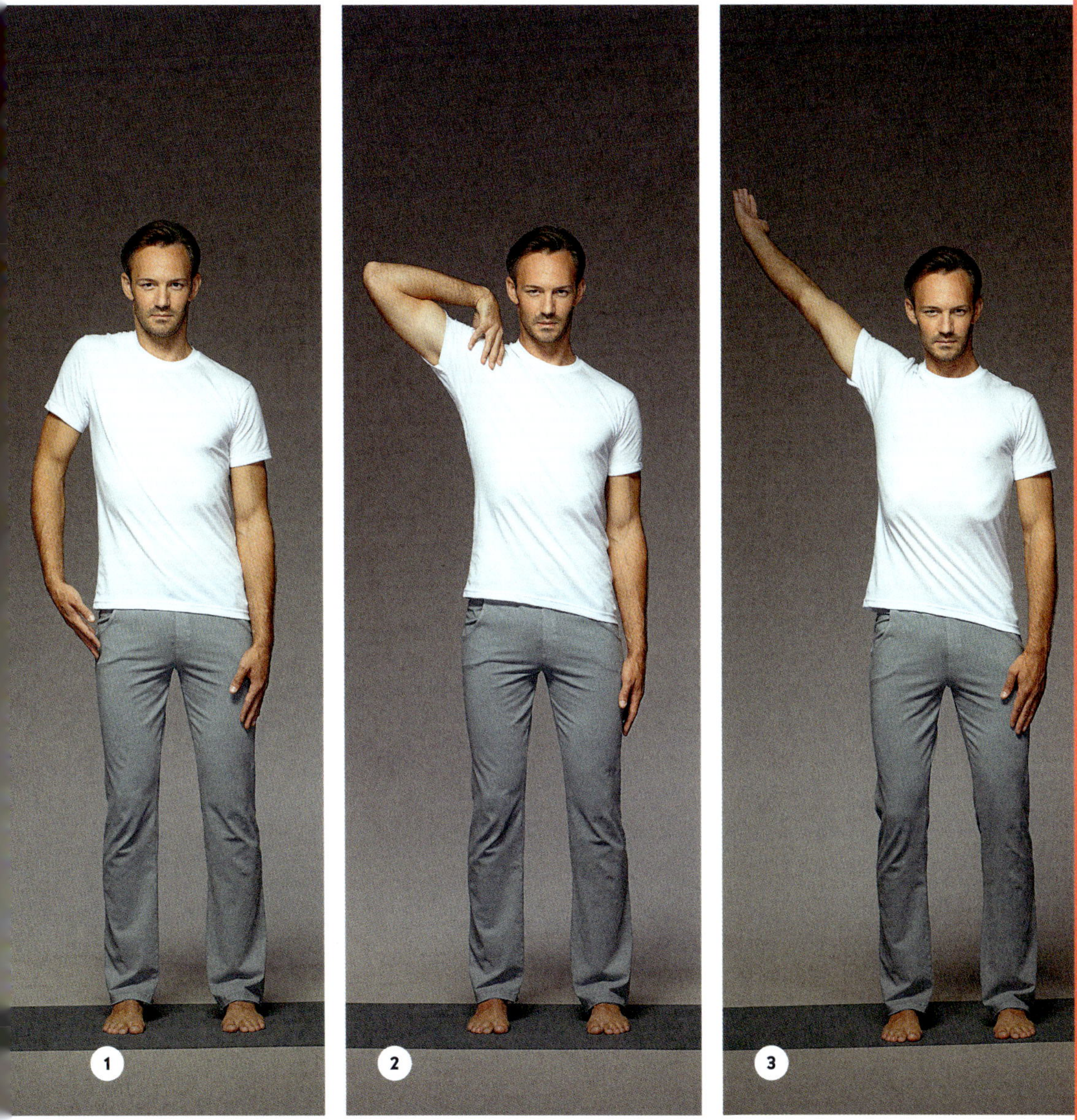

## TISCH-STEMMEN

1 Stellen Sie sich mit dem Rücken an einen stabilen Tisch. Greifen Sie nach der Tischkante. Die Arme sind gestreckt, die Hände schulterbreit voneinander entfernt. Der Blick ist nach vorn gerichtet, der Bauchnabel ist eingezogen, um ein Überstrecken der Lendenwirbelsäule zu vermeiden. Das Gesäß soll sich vor und nicht über dem Tisch befinden. Die Beine sind hüftbreit geöffnet und entsprechend gebeugt. (1)
2 Bewegen Sie die Schultern langsam nach hinten und lassen Sie sich mit Ihrem Körpergewicht möglichst weit nach unten sinken.
3 Bauen Sie für etwa 10 Sekunden Druck gegen die Tischkante auf, als wollten Sie sich wieder hochstemmen. Die Schultern drücken nach vorn und unten. Atmen Sie währenddessen gleichmäßig weiter.
4 Nun folgt die Entspannung: Lassen Sie den Oberkörper zwischen den Schultern durchhängen. Die Arme sind wieder gestreckt und die Schultern gehen nach hinten, um ein Hohlkreuz zu vermeiden.
5 Kommen Sie zurück in die Ausgangsposition.

→ *Machen Sie so viele Wiederholungen, bis Sie eine deutliche Dehnung im seitlichen oberen Brustbereich spüren.*

### WIRKUNG

+ Die Übung dehnt vor allem den kleinen Brustmuskel, der außen an den oberen Rippen entspringt und am Schulterdach ansetzt. Verliert er seine Dehnfähigkeit, zieht er die Schulter nach vorn. Damit werden sowohl der Bewegungsspielraum des Schultergürtels als auch Ihre Haltung stark beeinträchtigt, was wiederum zu Verspannungen im gesamten Schulter-Nacken-Bereich führen kann. Diese Dehnung kann daher nicht oft genug wiederholt werden!

### TIPP

**Stellt sich noch kein Dehngefühl im oberen seitlichen Brustbereich ein, halten Sie den Druck für 30 bis 60 Sekunden.**

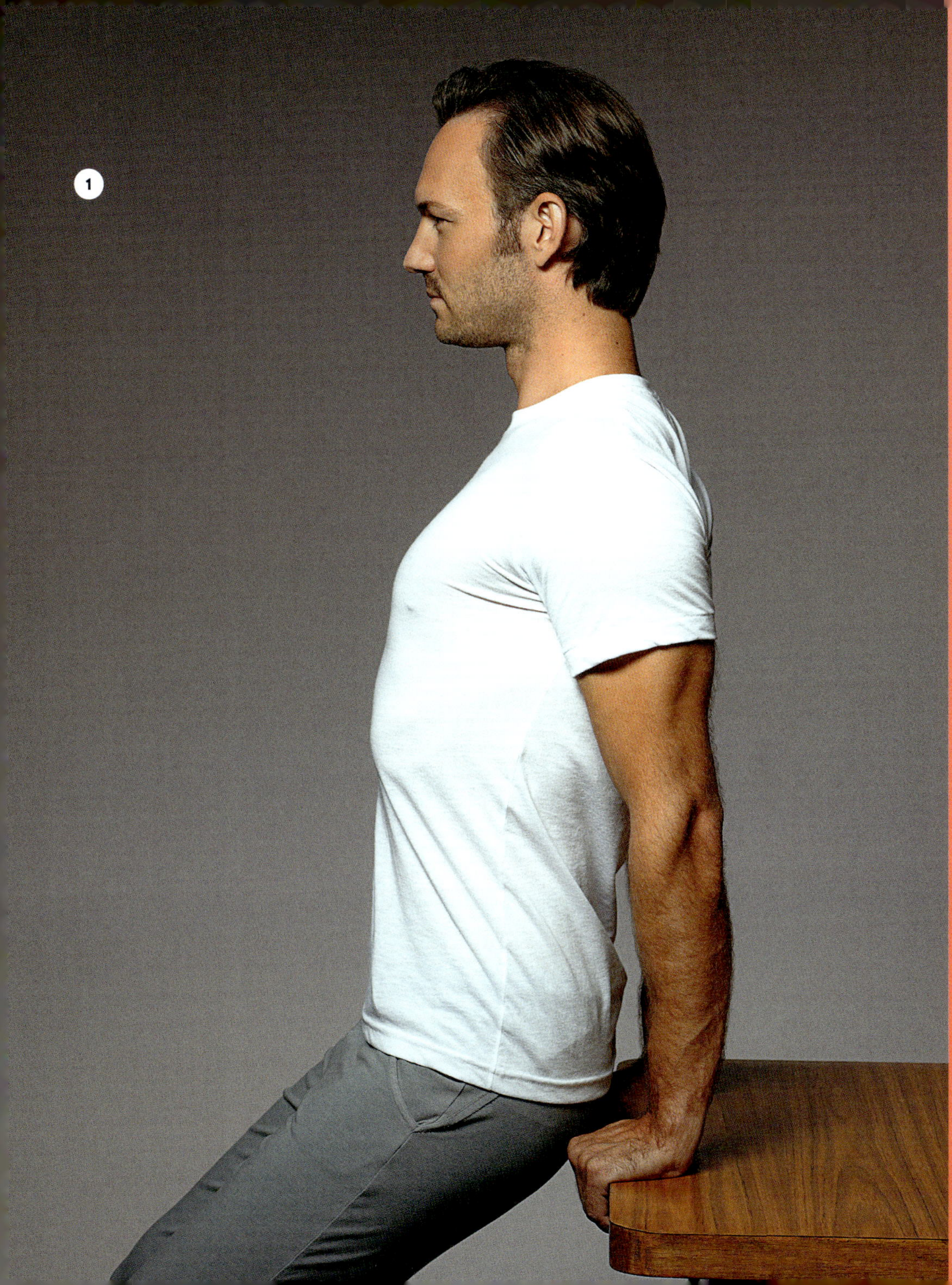
1

# Brustwirbelsäule

**Wer viel sitzt, krümmt den Oberkörper mehr und mehr nach vorn. Dabei kommt die streckende Gegenbewegung der Muskulatur zu kurz und die Organe haben weniger Platz im Brustkorb. Es entstehen muskuläre Verhärtungen und eingesteifte Wirbel in diesem Bereich. Mit den folgenden Übungen wirken Sie einem Rundrücken entgegen.**

## KLEINER SCHWANENHALS

1. Legen Sie sich auf den Bauch mit den Handflächen unter den Schultern. Die Ellbogen zeigen nach hinten. Ziehen Sie den Nabel ein, um Spannung im Bauch aufzubauen. (1)
2. Atmen Sie aus und heben Sie dabei langsam Kopf und Brust ein wenig an, die gebeugten Ellbogen bewegen sich in Richtung Fersen. Die unteren Rippen bleiben auf dem Boden. Lösen Sie im höchsten Punkt die Hände vom Boden und atmen Sie ein. (2)
3. Während des Ausatmens kommen Sie langsam in die Ausgangsposition zurück.

→ *Wiederholen Sie die Übung 8- bis 10-mal und machen Sie nach der Hälfte eine Pause.*

### WIRKUNG

+ Die Übung verbessert langfristig nicht nur Ihre Haltung, sondern sie fördert auch die Beweglichkeit Ihrer Wirbelsäule sowie Ihres Brustkorbs. Rippenbewegung und Wirbelsäule spielen wieder zusammen.
+ Zudem erreichen Sie eine Stabilisierung Ihres Rumpfs.

### TIPP

**Sollte Ihnen die Übung zunächst zu schwierig sein, lassen Sie die Hände während der Streckung anfangs am Boden. Dabei liegt der Fokus mehr auf der Beweglichkeit der Wirbelsäule als auf der Kräftigung der Rückenmuskeln.**

AKTIV GEGEN URSACHEN

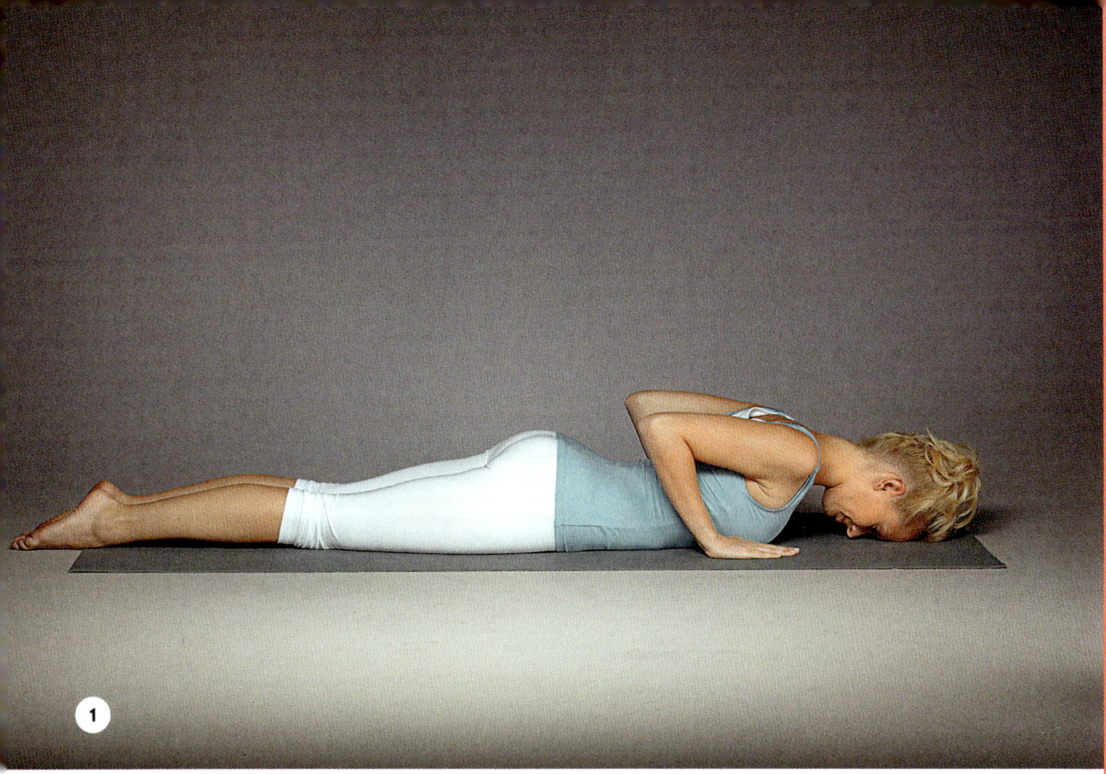
1

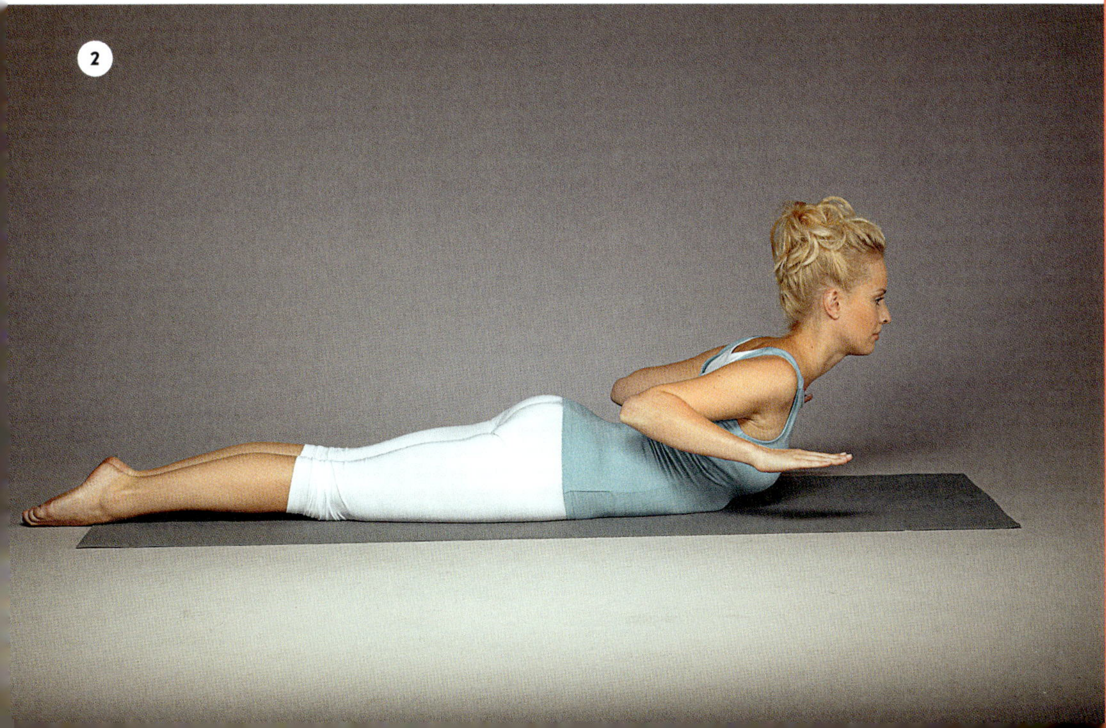
2

## BAUCHDEHNER

1 Für diese Übung benötigen Sie ein Handtuch. Rollen Sie es fest zusammen. Legen Sie sich vor einer Wand auf den Rücken. Die Beine sind angewinkelt und die Fußsohlen gegen die Wand gestützt. Das gerollte Tuch befindet sich auf Höhe der Schulterblattspitzen unter der Brustwirbelsäule. Die Hände bilden eine Schale am Hinterkopf, wobei die Ellbogen nach außen zeigen.

2 Ziehen Sie mit dem Ausatmen langsam das Kinn zur Brust und rollen Sie sich in Richtung Bauchnabel ein. Halten Sie die Spannung für 5 Sekunden, ohne die Luft anzuhalten. (1)

3 Lassen Sie sich dann mit einer Ausatmung über das Tuch nach hinten sinken, soweit es Ihnen angenehm ist. Bleiben Sie 30 bis 60 Sekunden in dieser Haltung und atmen Sie ruhig weiter. (2)

→ *Wiederholen Sie die Übung so oft, bis Sie das Gefühl haben, sich nicht noch weiter nach hinten dehnen zu können, ohne dass es Ihnen unangenehm wird.*

### WIRKUNG

+ Die Übung dehnt die Bauchmuskulatur intensiv bei gleichzeitiger Streckung der Brustwirbelsäule. Das stellt einen wichtigen Ausgleich zur Rundrückenhaltung im Sitzen dar und verleiht dem Rücken mehr Beweglichkeit.

### TIPP

**Spüren Sie die Bewegung besonders oder sogar nur im Rücken, so spricht das dafür, dass es Ihnen an Beweglichkeit der Wirbelgelenke fehlt. Sie sollten die Übung dann möglichst häufig in Ihren Tagesablauf einbauen.**

AKTIV GEGEN URSACHEN

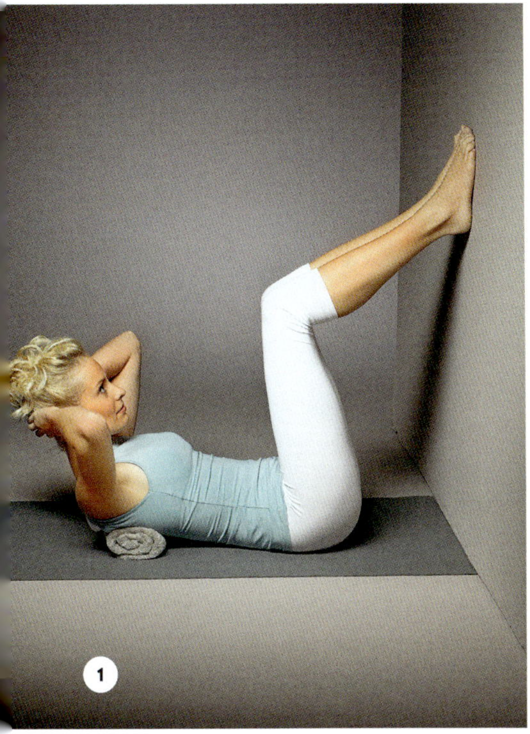
1

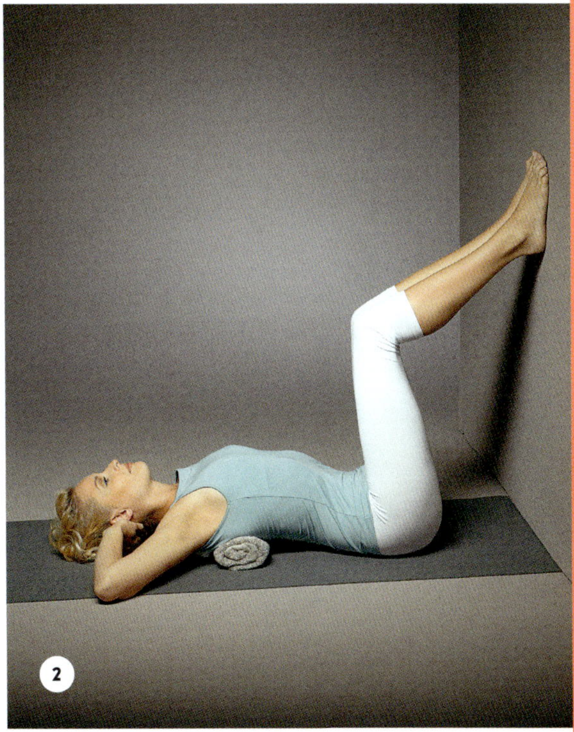
2

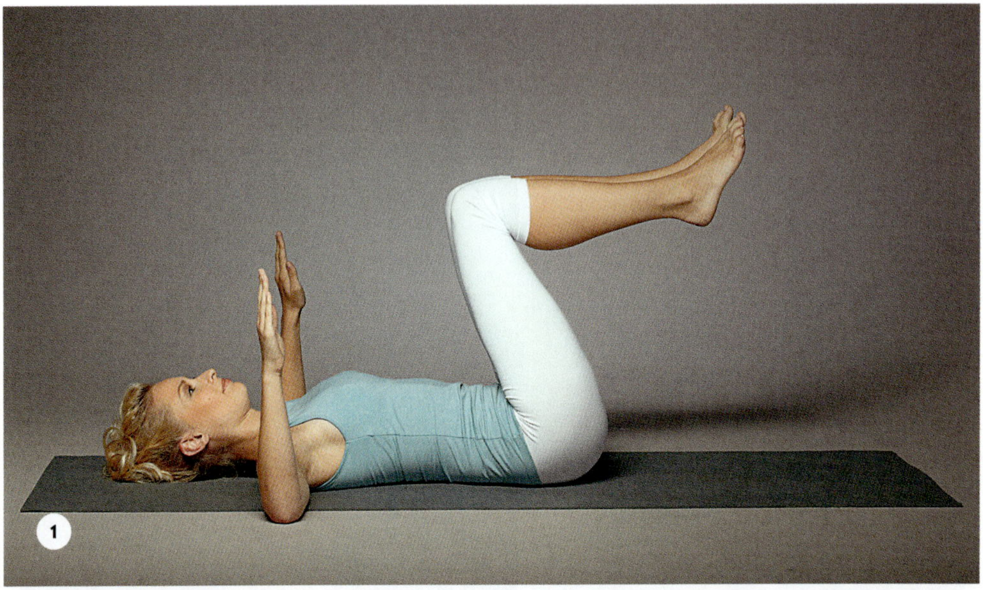
1

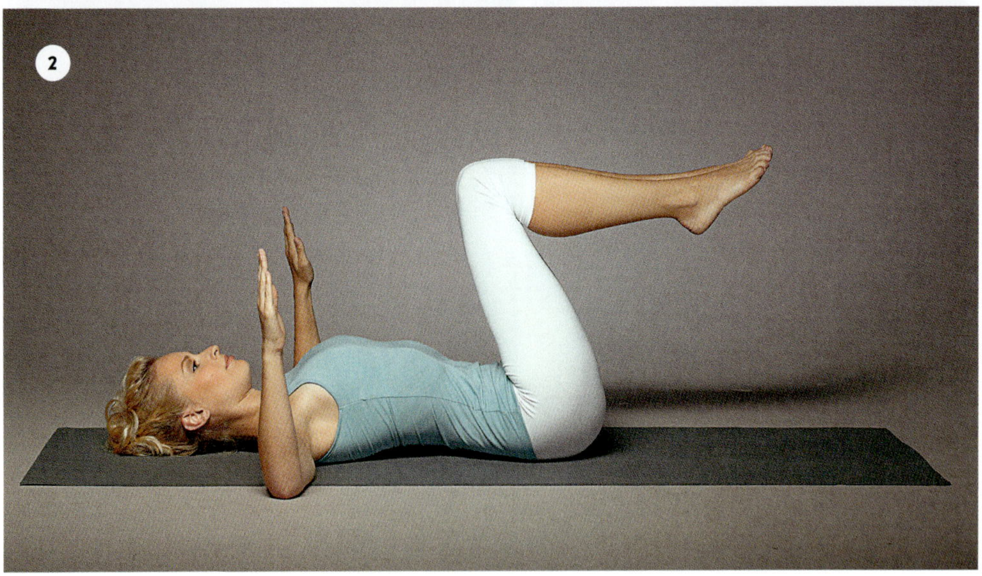
2

## ELLBOGENSTEMMER

1 Legen Sie sich mit angewinkelten Beinen auf den Rücken und heben Sie die Beine an, sodass in der Hüfte und im Kniegelenk jeweils ein 90-Grad-Winkel entsteht. Die Füße schweben anstrengungslos in der Luft.

2 Die Ellbogen befinden sich seitlich auf Schulterhöhe, die Unterarme sind aufgestellt, die Fingerspitzen zeigen in Richtung Decke. (1)

3 Ziehen Sie beim Ausatmen den Bauchnabel nach innen und heben Sie den Brustkorb zwischen den abgestützten Ellbogen an. Der Kopf bleibt unverändert. (2) Halten Sie diese Stellung nach Möglichkeit 10 Sekunden.

4 Kommen Sie zurück in die Ausgangsstellung, und machen Sie kurz Pause.

→ *Wiederholen Sie die Übung mindestens 2-mal.*

### WIRKUNG

+ Der Ellbogenstemmer stärkt die Muskulatur zwischen Schulterblättern und Wirbelsäule und verbessert ihre Geschmeidigkeit. Diese Muskeln ziehen die Schultern nach hinten und helfen so dabei, dass Sie von einer Rundrückenhaltung in eine aufrechte Position gelangen.

### TIPP

**Sollten Sie in der Bauchmuskulatur eine höhere Anspannung wahrnehmen als zwischen den Schulterblättern, ziehen Sie die Knie etwas näher an den Oberkörper heran. Wenn Sie mit der Zeit dann besser trainiert sind, versuchen Sie es nochmals mit einem rechten Winkel im Hüftgelenk.**

AKTIV GEGEN URSACHEN

## DREHSITZ

1 Setzen Sie sich im Schneidersitz auf den Boden – alternativ mit ausgestreckten, leicht gespreizten Beinen –, ziehen Sie den Bauchnabel ein und heben Sie Ihren Brustkorb ein wenig an, sodass der Rücken gerade ist. Bringen Sie die beiden Hände in Gebetshaltung vor die Brust. (1)

2 Die Schultern sind entspannt, wenn Sie sich im Bereich der Brustwirbelsäule einatmend noch etwas weiter aufrichten. Der Nacken ist dabei leicht gedehnt.

3 Mit der nächsten Ausatmung drehen Sie sich langsam nach rechts, so weit Sie können. Weichen Sie nicht im Becken aus. Beide Sitzbeinhöcker bleiben am Boden, der Oberkörper ist weiterhin aufgerichtet. Verharren Sie ein bis zwei Atemzüge in dieser Position. (2)

4 Mit der nächsten Einatmung kommen Sie wieder in die Mitte und drehen bei der anschließenden Ausatmung direkt zur anderen Seite weiter.

→ *Wiederholen Sie die Übung insgesamt 5-mal zu jeder Seite.*

### WIRKUNG

+ Durch die Drehung im Bereich der Brust wird Ihre Wirbelsäule langfristig flexibler und bleibt mobil.
+ Die Wirbelkörper und die kleinen Wirbelgelenke lernen, wieder korrekt zusammenzuarbeiten, und die kleinen umliegenden Muskeln entspannen sich leichter.

AKTIV GEGEN URSACHEN

### TIPP

**Achten Sie darauf, ob es einen Unterschied zwischen Ihrer rechten und Ihrer linken Seite gibt. Üben Sie etwas mehr mit der Seite, bei der Ihnen die Drehung schwererfällt.**

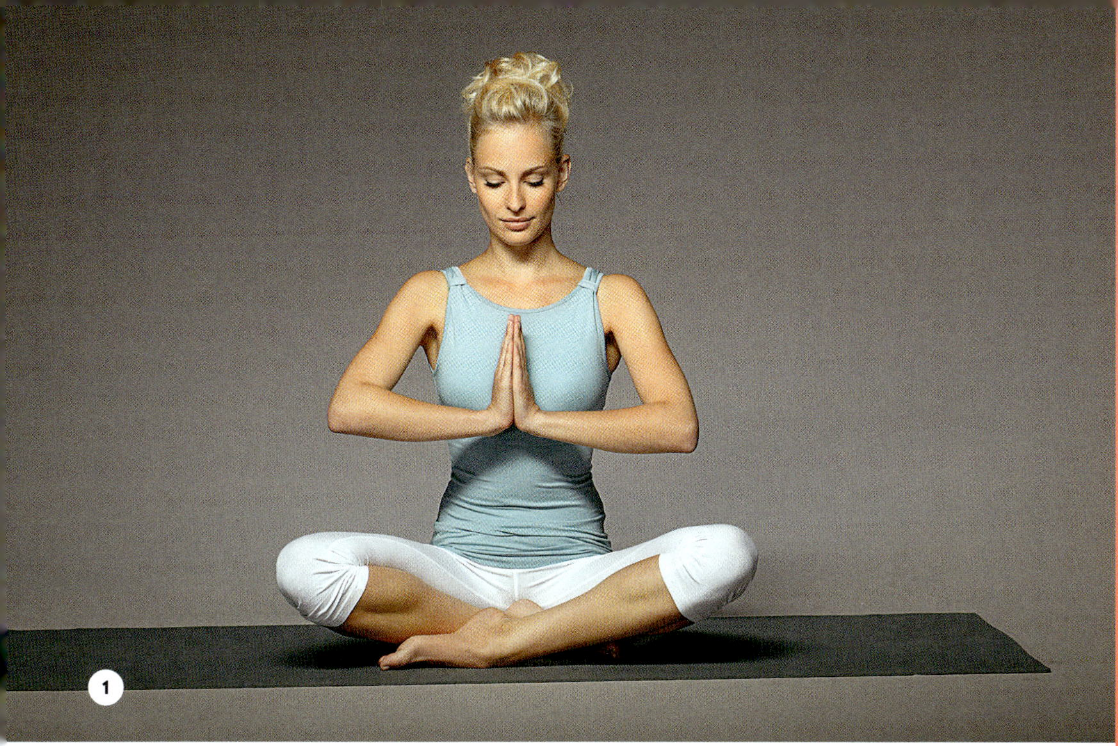
1

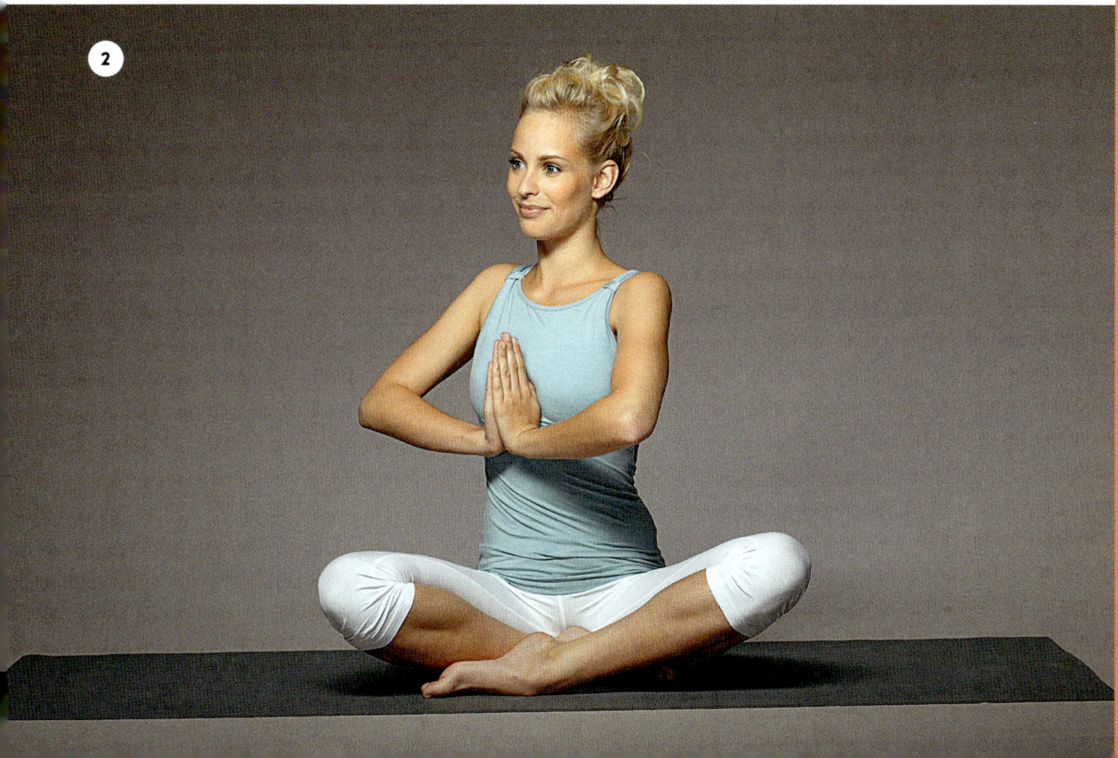
2

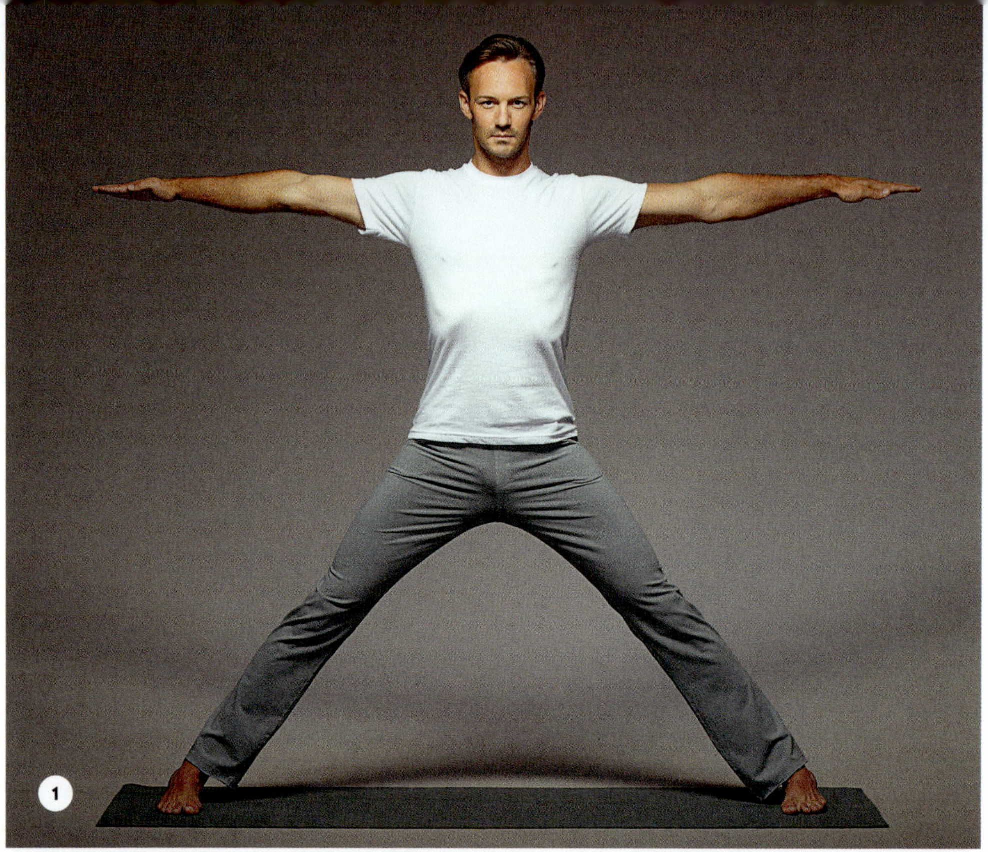

1

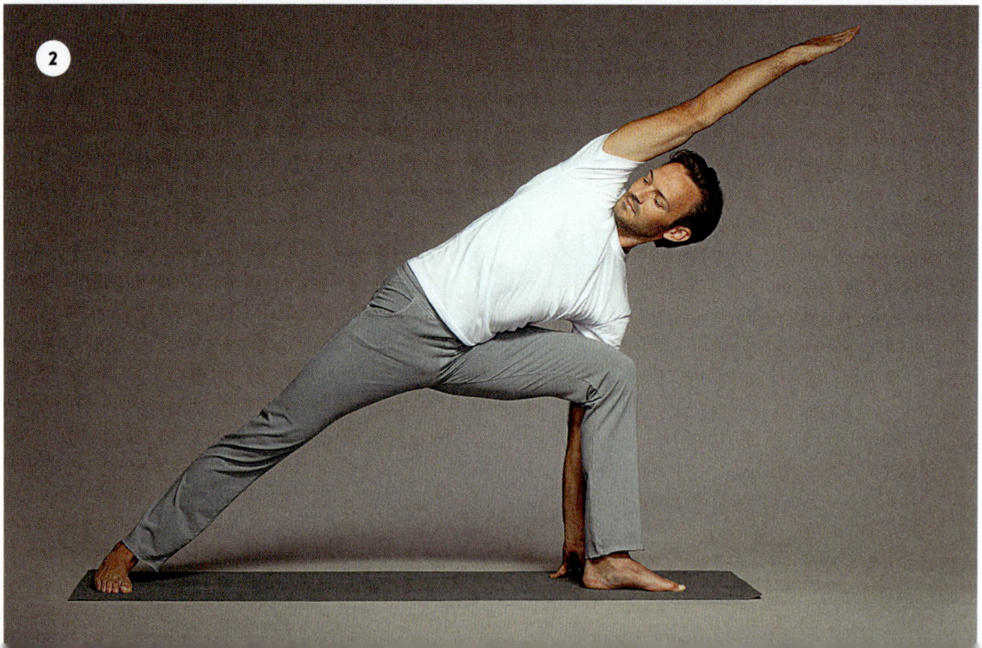

2

## SEITLICHE DIAGONALE

1 Stellen Sie sich aufrecht hin, strecken Sie Ihre Arme auf Schulterhöhe zur Seite und grätschen Sie die Beine so weit, bis Sie an der Innenseite der Oberschenkel einen Dehnreiz spüren. (1)

2 Drehen Sie nun langsam den linken Fuß 90 Grad nach außen. Der rechte Fuß wird hingegen ein klein wenig nach innen gedreht.

3 Beugen Sie langsam das linke Bein und setzen Sie die linke Hand hinter dem Fuß auf den Boden. Das rechte Bein bleibt gestreckt. (2)

4 Heben Sie den rechten Arm über den Kopf und strecken Sie ihn nach links, sodass Ihr Körper von der rechten Ferse bis zur rechten Hand eine diagonale Linie bildet. Der Blick geht in Richtung Achselhöhle, wobei das Kinn nicht angehoben wird.

5 Halten Sie die Position 30 bis 60 Sekunden, atmen Sie ruhig weiter und wiederholen Sie dann den Ablauf auf der anderen Seite.

→ *Wiederholen Sie die Übung auf jeder Seite 3-mal.*

### WIRKUNG

+ Diese Übung stammt aus dem Yoga und bringt mehrere positive Effekte mit sich: Sie dehnt die seitlichen Rumpfmuskeln, macht die Brustwirbelsäule durch die Seitneigung beweglicher und trainiert gleichzeitig die Oberschenkelmuskulatur, die über die Hüften direkt auf das Becken und somit die Wirbelsäule einwirkt.

### TIPP

**Fallen Sie mit der oberen Körperseite nicht nach vorn und knicken Sie nicht im Hals ab. Halten Sie dazu das Ohr in der Nähe des darüber gestreckten Arms.**

AKTIV GEGEN URSACHEN

## DREIECK

1 Begeben Sie sich in den Vierfüßlerstand und stellen Sie die Zehen auf den Boden. Die Knie befinden sich unter den Hüftgelenken, die Hände unter den Schultergelenken. (1)

2 Atmen Sie aus und strecken Sie dabei langsam die Beine, als wollten Sie das Gesäß zur Decke schieben. Verlagern Sie Ihr Gewicht nach hinten, weg von den stützenden Armen, sodass sich Ihr Rücken verlängert. Er bleibt auf jeden Fall gestreckt. Der Kopf befindet sich dabei parallel zu den Armen, wodurch das Dreieck oder umgekehrte V entsteht. (2)

3 Bleiben Sie in dieser Position für 30 bis 60 Sekunden und atmen Sie währenddessen tief ein und aus.

→ *Wiederholen Sie die Übung noch 2- bis 3-mal.*

AKTIV GEGEN URSACHEN

**WIRKUNG**

+ Mit dem Dreieck verbessern Sie vor allem die Aufrichtung und damit die Beweglichkeit Ihrer Brustwirbelsäule und die Dehnfähigkeit der Beinrückseiten.
+ Darüber hinaus werden Verspannungen in den Schultern gelöst und gleichzeitig die Arme gekräftigt.

### TIPP

**Falls Ihnen eine vollständige Streckung der Beine nicht möglich ist, beugen Sie diese ein wenig. Der Rücken muss aber auf alle Fälle gestreckt sein, weil sonst die Handgelenke zu stark belastet werden und damit die positive Wirkung für den Rücken verloren geht.**
**Wenn Sie die Übung gut beherrschen, können Sie als Steigerung abwechselnd die Fersen vom Boden anheben und wieder absetzen.**

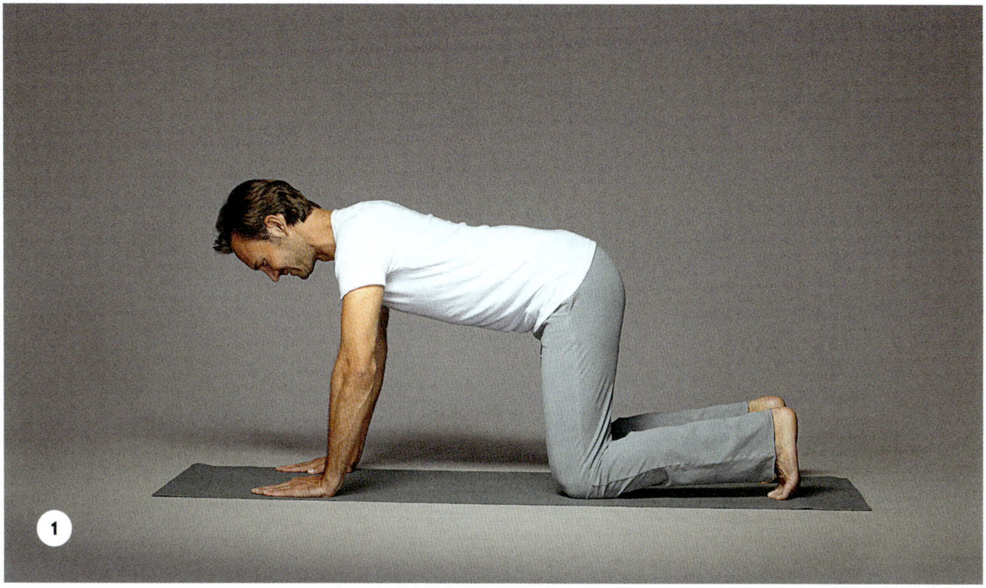
1

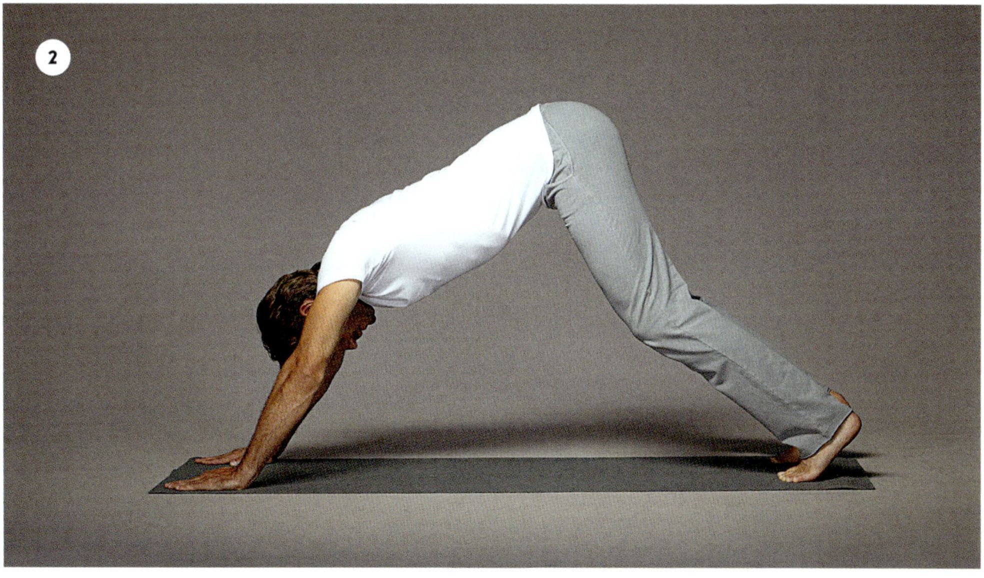
2

# Lendenwirbelsäule und Kreuzbein

**Langes Sitzen und schweres Heben verursachen die meisten Probleme in diesem Bereich des Rückens und münden nicht selten in Hexenschuss, Ischialgie, Einengungen der Nerven, Wirbelblockaden oder Bandscheibenvorfällen. Mit den folgenden Übungen beseitigen Sie die Ursachen und geben Ihrer Wirbelsäule die Geschmeidigkeit zurück.**

## BECKENSCHAUKEL IM PÄCKCHEN

1 Legen Sie sich auf den Rücken. Winkeln Sie die Beine an, ziehen Sie mit den Händen die Knie zu sich heran, umfassen Sie die Unterschenkel mit beiden Händen und heben Sie gleichzeitig Kopf und Schultergürtel vom Boden ab. (1)

2 Schaukeln Sie nun auf dem Rücken in Ihrem Tempo vor und zurück, auch mal ein wenig nach links und nach rechts. Kreisen Sie auch in beide Richtungen. Finden Sie selbst heraus, welche Bewegung Ihnen dabei guttut.

→ *Wiederholen Sie die Bewegungen 1 bis 2 Minuten lang.*

**WIRKUNG**

+ Die Schaukelbewegung übt besonders auf den unteren Rücken eine Art Massageeffekt aus und verbessert dadurch die Beweglichkeit.

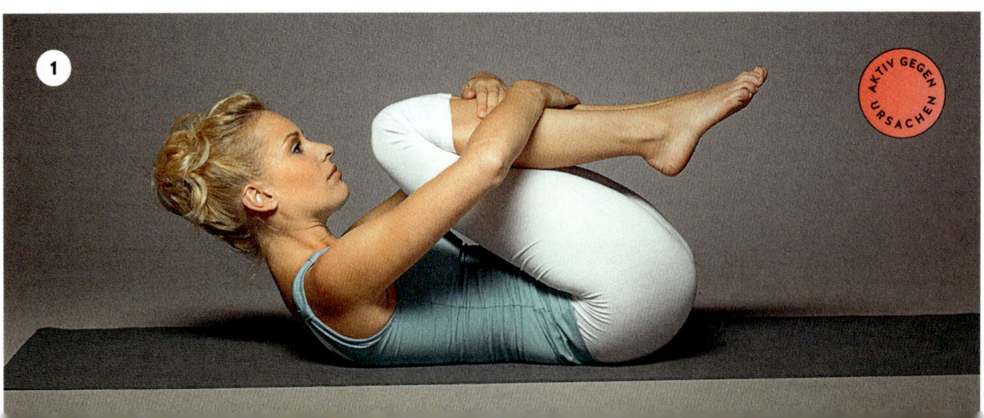

## EINBEINIGES KLAPPMESSER

1 Legen Sie sich auf den Rücken mit hüftbreit aufgestellten Füßen. Strecken Sie das rechte Bein gerade zur Decke. Schieben Sie die Ferse nach oben. Das Knie ist während der ganzen Übung gestreckt.

2 Greifen Sie mit beiden Händen die Oberschenkelrückseite und ziehen Sie vorsichtig das Bein zum Oberkörper. (1)

3 Halten Sie Ihre maximal mögliche Dehnposition für 30 bis 60 Sekunden. Atmen Sie dabei gleichmäßig weiter.

4 Stellen Sie das Bein wieder auf und verfahren Sie genauso mit dem linken Bein.

→ *Wiederholen Sie die Übung mit jedem Bein mindestens 3-mal.*

### WIRKUNG

+ Die Beugemuskeln an der Oberschenkelrückseite werden durch die Übung beweglicher. Dadurch kann Ihre Lendenwirbelsäule besser schwingen und verspannt sich weniger. Denn eine hohe Belastungsfähigkeit der Lendenwirbelsäule hängt davon ab, dass Hüftgelenke und Becken mit den Muskeln gut zusammenwirken. Gerade deswegen müssen Sie auch die großen Gelenke in das Programm einbeziehen.

AKTIV GEGEN URSACHEN

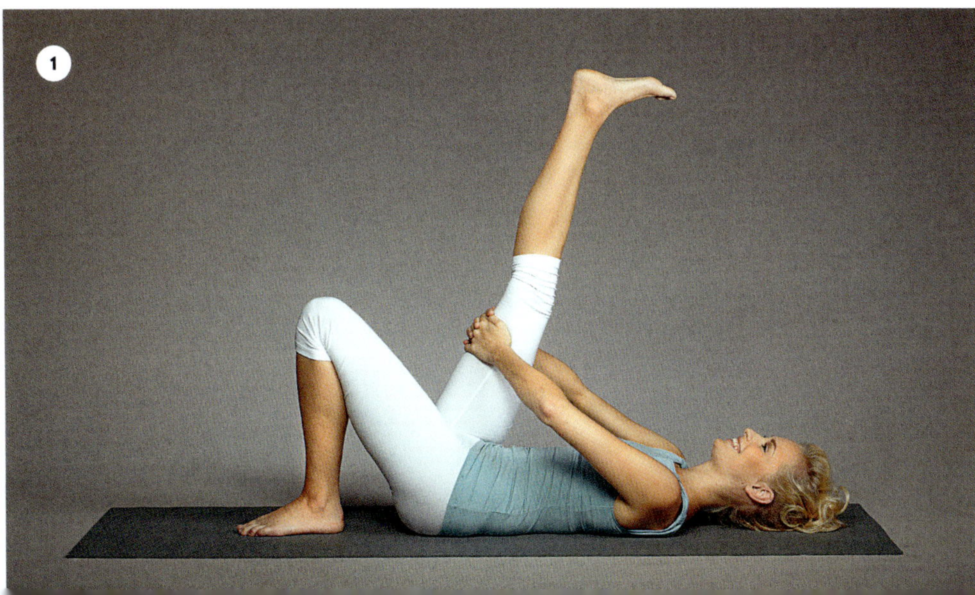

## WIEGESCHRITT

1 Machen Sie mit einem Bein einen Schritt nach vorn. (1)
2 Senken Sie das Knie des hinteren Beins auf den Boden ab. Setzen Sie nun den vorderen Fuß noch ein Stück weiter vor, bis zwischen Ober- und Unterschenkel ein Winkel von 90 Grad entsteht, eventuell noch mehr. (2)
3 Schieben Sie die Hüfte des hinteren Beins behutsam nach vorn, bis Sie ein leichtes oder auch stärkeres Ziehen in der Leistengegend spüren. Wenn es Ihre Dehnfähigkeit zulässt, können Sie sich mit den Händen am Boden aufstützen. Halten Sie diese Position 30 bis 60 Sekunden lang. (3)
4 Kommen Sie langsam wieder in die Ausgangsposition zurück.

→ *Wiederholen Sie die Übung auf jeder Seite mindestens 2-mal.*

### WIRKUNG

+ Mit dieser Übung dehnen Sie Ihren Hüftbeuger. Ist er verkürzt, kippt das Becken zu stark vor. Dadurch wird die Lendenwirbelsäule zu weit nach vorn gezogen und ein Hohlkreuz entsteht. Dies kann wiederum Verspannungen und Schmerzen im Lendenwirbelsäulenbereich nach sich ziehen.
+ Wer viel sitzt, sollte den Hüftbeuger möglichst oft dehnen, denn der kleine, unscheinbare Muskel kann gravierende Änderungen der Statik des Beckens und damit der gesamten unteren Wirbelsäule hervorrufen. Durch die Dehnung wird er wieder in die Länge gezogen und nimmt damit den Druck von der Lendenwirbelsäule.

### TIPP

**Lassen Sie sich genügend Zeit für die Übung, führen Sie sie sanft aus und atmen Sie während der Dehnung ruhig weiter.**

AKTIV GEGEN URSACHEN

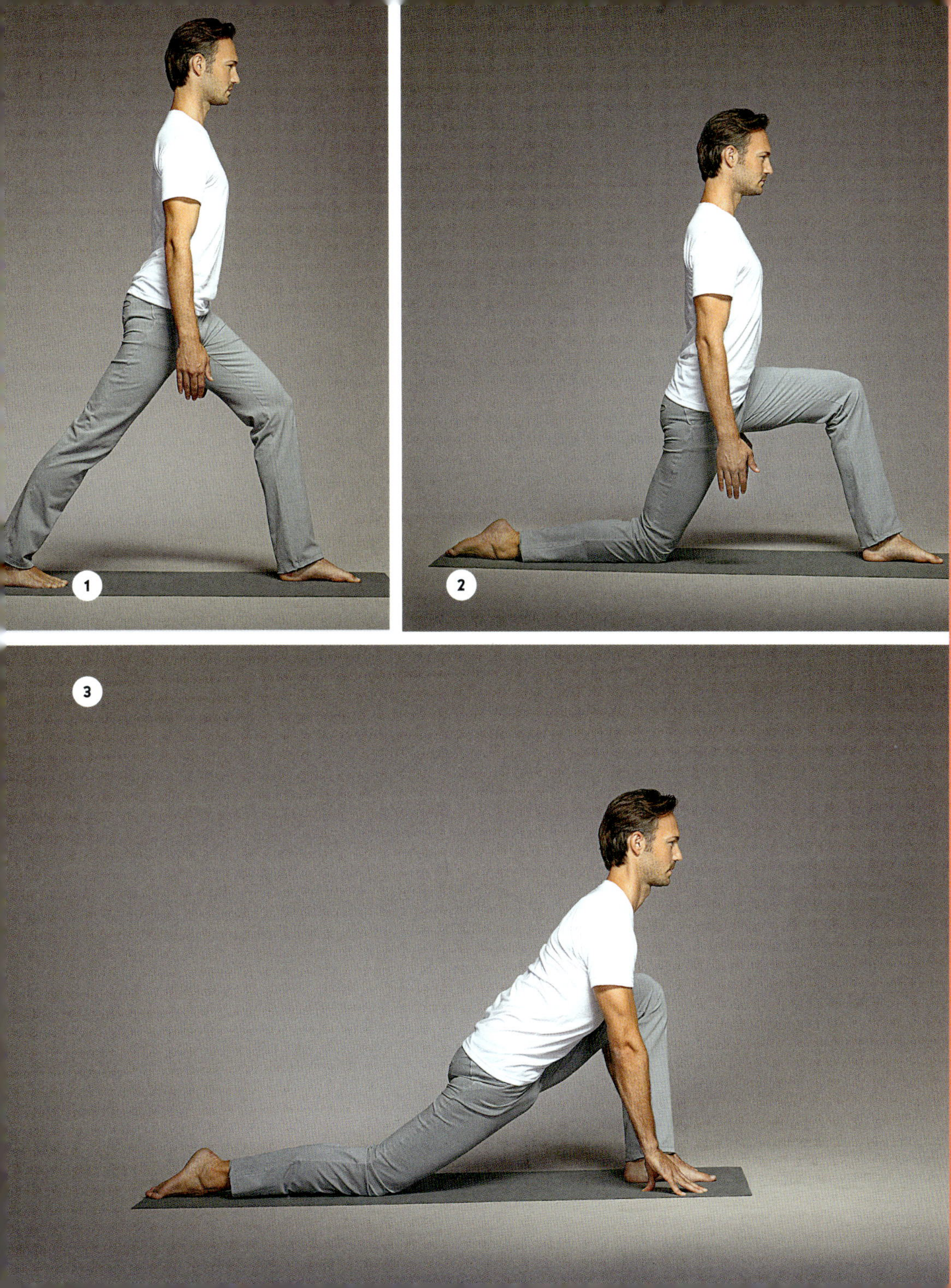
1
2
3

## KATZENBUCKEL

1 Gehen Sie in den Vierfüßlerstand. Die Hände befinden sich unter den Schultergelenken, die Knie senkrecht unter den Hüftgelenken.

2 Machen Sie nun den Rücken so rund wie möglich – wie einen Katzenbuckel. Beginnen Sie mit der Bewegung am Steißbein und enden Sie am Scheitel. Die Halswirbelsäule befindet sich in harmonischer Fortsetzung der Brustwirbelsäule, sodass der Kopf zwar nach unten geneigt, der Hals aber nicht abgeknickt erscheint. Halten Sie diese Position für ein bis zwei entspannte Atemzüge. (1)

3 Führen Sie dann die Bewegung langsam in die entgegengesetzte Richtung durch. Legen Sie den Kopf in der Endposition behutsam in den Nacken und lassen Sie den Rücken für ein bis zwei Atemzüge durchhängen. (2)

→ *Wiederholen Sie diese Übung insgesamt 10- bis 15-mal.*

AKTIV GEGEN URSACHEN

### WIRKUNG

+ Mit dieser Übung halten Sie die einzelnen Wirbelkörper beweglich und stabil. Sie dehnt sanft Ihre gesamte Rückenmuskulatur und kräftigt die wichtigen kleinen inneren Muskeln. Speziell die Lendenwirbel- und die Kreuzbeinregion profitieren davon sehr.

### TIPP

**Führen Sie die Bewegung langsam und bewusst durch, als wollten Sie jeden Wirbel einzeln bewegen. Genießen Sie auch die geistige Entspannung, die sich einstellt.**
**Bei dieser Übung können Sie erkennen, wie wichtig die Beweglichkeit der einzelnen Wirbelkörper ist und wie harmonisch das Zusammenspiel von Wirbelkörpern und Wirbelsäulenabschnitten funktionieren muss, um sich beispielsweise nach oben zu dehnen oder durchzusinken.**

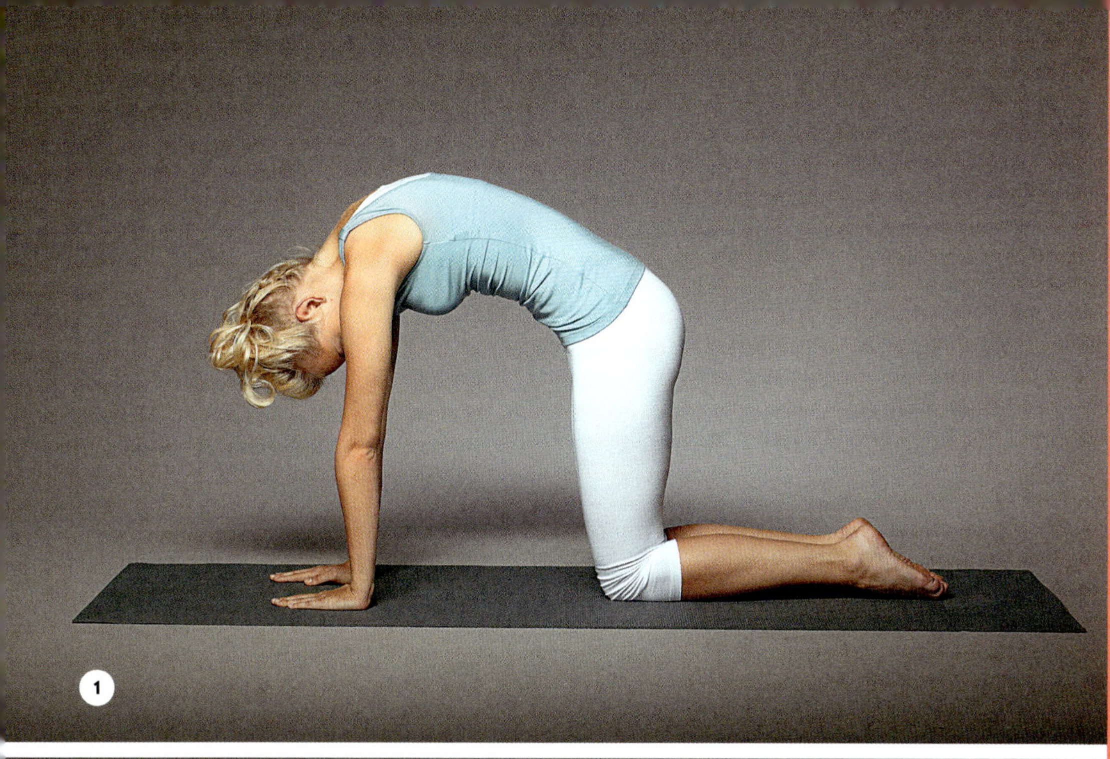
1

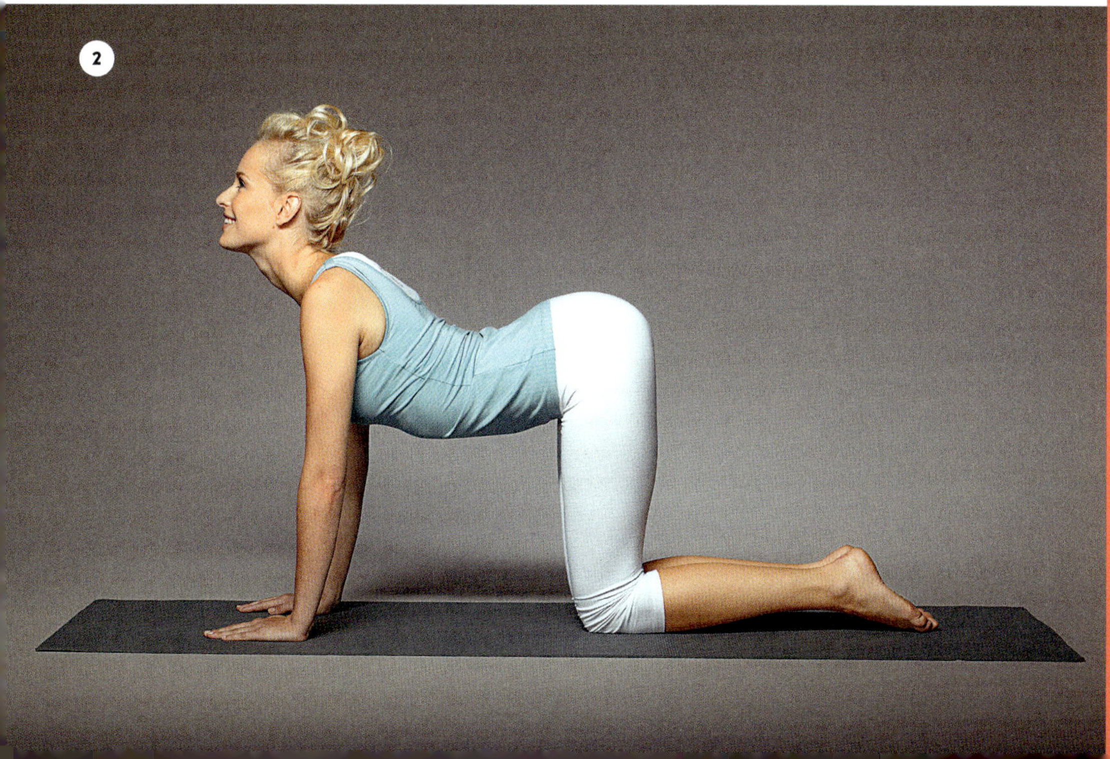
2

## EINBEINIGER KREISEL

1 Legen Sie sich auf den Rücken mit aufgestellten Füßen. Die Arme liegen entspannt neben dem Körper. Heben Sie das rechte Bein zur Decke, es darf leicht gebeugt sein. (1)

2 Stellen Sie sich vor, Sie wollten mit Ihrer großen Zehe kleine und große Kreise an die Decke malen. Atmen Sie ein, wenn das Bein nah am Rumpf ist (erste Hälfte der Kreisbewegung), und atmen Sie aus, wenn das Bein vom Rumpf entfernt ist (zweite Hälfte der Kreisbewegung).

3 »Malen« Sie jeweils 5 unterschiedlich große Kreise in beide Richtungen. (2) Dann wechseln Sie das Bein.

→ *Wiederholen Sie die Übung mit beiden Beinen 2-mal.*

### WIRKUNG

+ Die Kreisbewegungen mit den Beinen fördern beweglichere Hüftgelenke und lindern oder lösen Blockaden und Verspannungen im unteren Rücken. Gerade die Lendenwirbelsäule profitiert davon, wenn die Hüftgelenke gut »geschmiert« sind, denn dann ziehen die Hüftmuskeln nicht an der Wirbelsäule.
+ Gleichzeitig stärken die Bewegungen die Oberschenkelmuskulatur auf sanfte Weise.

AKTIV GEGEN URSACHEN

### TIPP

**Ziehen Sie den Bauchnabel beim Einatmen wie auch beim Ausatmen ein – als hätten Sie eine enge Jeans an. So verhindern Sie ein Hohlkreuz.**

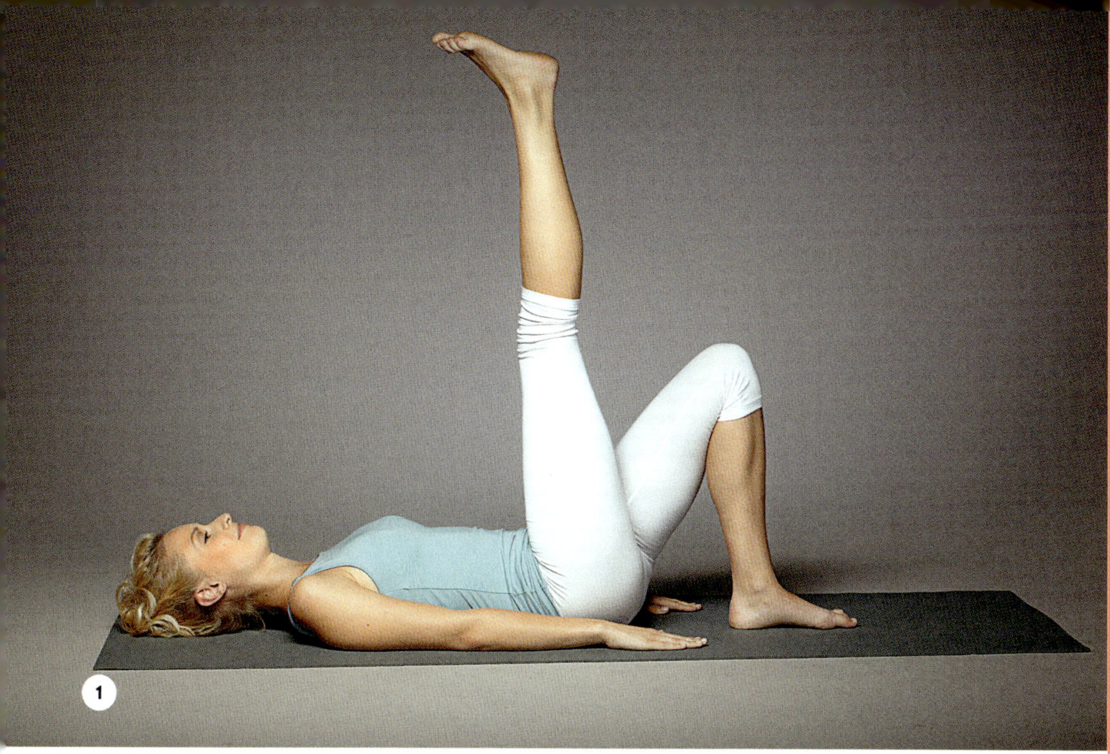
1

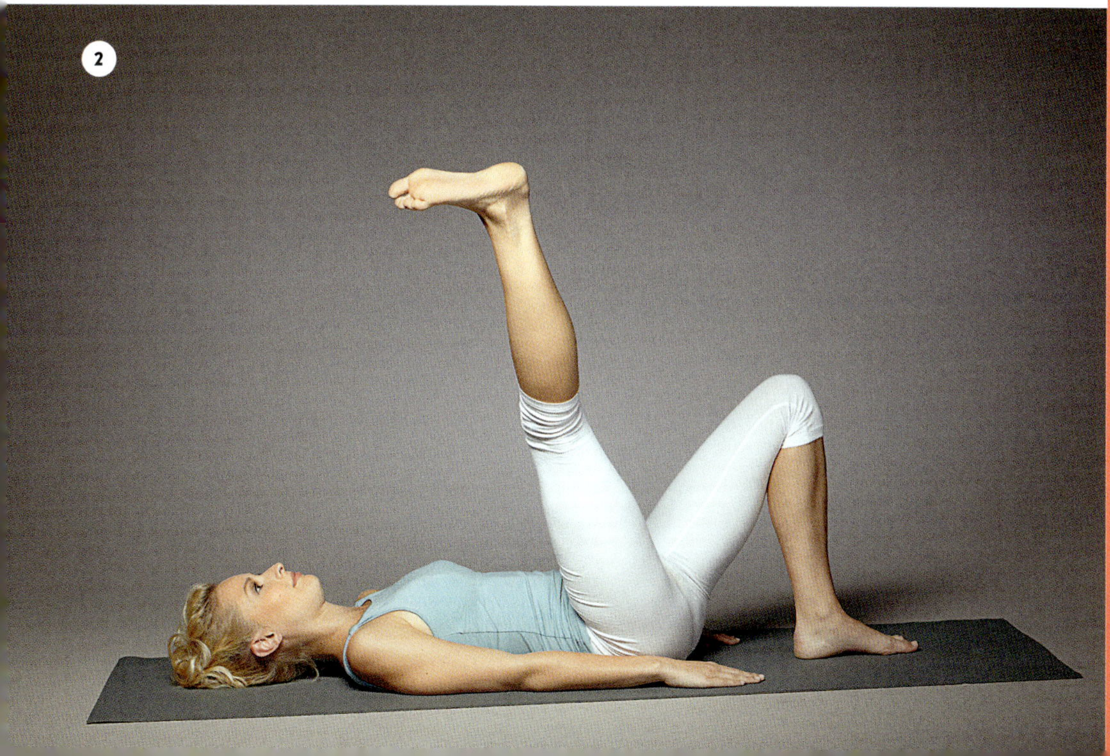
2

## BRÜCKE

1. Legen Sie sich auf den Rücken mit den Armen entspannt neben dem Körper. Stellen Sie beide Füße hüftbreit auf. (1)
2. Atmen Sie aus und drücken Sie dabei die Lendenwirbelsäule aktiv gegen den Boden. Dadurch hebt sich das Steißbein leicht vom Boden ab.
3. Rollen Sie langsam vom Steißbein weiter über Lenden- und Brustwirbelsäule jeden einzelnen Wirbel nach oben, bis Ihr Körper zwischen Schultern und Knien eine diagonale Linie bildet. Halten Sie diese Position für einige Atemzüge. (2)
4. Mit der nächsten Ausatmung rollen Sie nur die ersten ein bis drei Brustwirbel im Zeitlupentempo wieder auf die Matte ab.
5. Atmen Sie in dieser Stellung ein weiteres Mal tief ein und rollen Sie beim Ausatmen die nächsten ein bis drei Wirbel nach unten. Führen Sie dieses gezielte Abrollen von je ein bis drei Wirbeln so lange durch, bis Ihr Becken wieder auf dem Boden liegt.

→ *Wiederholen Sie die Übung 8- bis 12-mal.*

AKTIV GEGEN URSACHEN

### WIRKUNG

+ Die Brücke mobilisiert die gesamte Wirbelsäule.
+ Daneben kräftigt sie die untere Rückenmuskulatur sowie Gesäß- und Beinmuskeln – besonders der Beinrückseiten.
+ Außerdem schult die Übung Ihre Körperwahrnehmung. Achten Sie daher darauf, ob Sie Ihre einzelnen Wirbel gezielt bewegen oder ob Sie einzelne Abschnitte der Wirbelsäule nur im Ganzen ablegen können. Gerade das gezielte Bewegen einzelner Wirbelkörper garantiert, dass die kleinen Gelenke an den Wirbeln nicht überlastet werden und verkanten. Die Wirbelsäule lernt, auf Belastungen besser zu reagieren, weil sie so einzelne Wirbel je nach Beanspruchung optimal ausrichten kann.

### TIPP

**Nacken und Schultern sollten unbedingt entspannt bleiben. Dies gelingt, wenn Sie Ihr Körpergewicht mehr auf die Füße verlagern. Falls Ihre Knie zu weit nach außen fallen, klemmen Sie sich einen Ball dazwischen – das trainiert gleichzeitig die Innenseiten Ihrer Oberschenkel.**

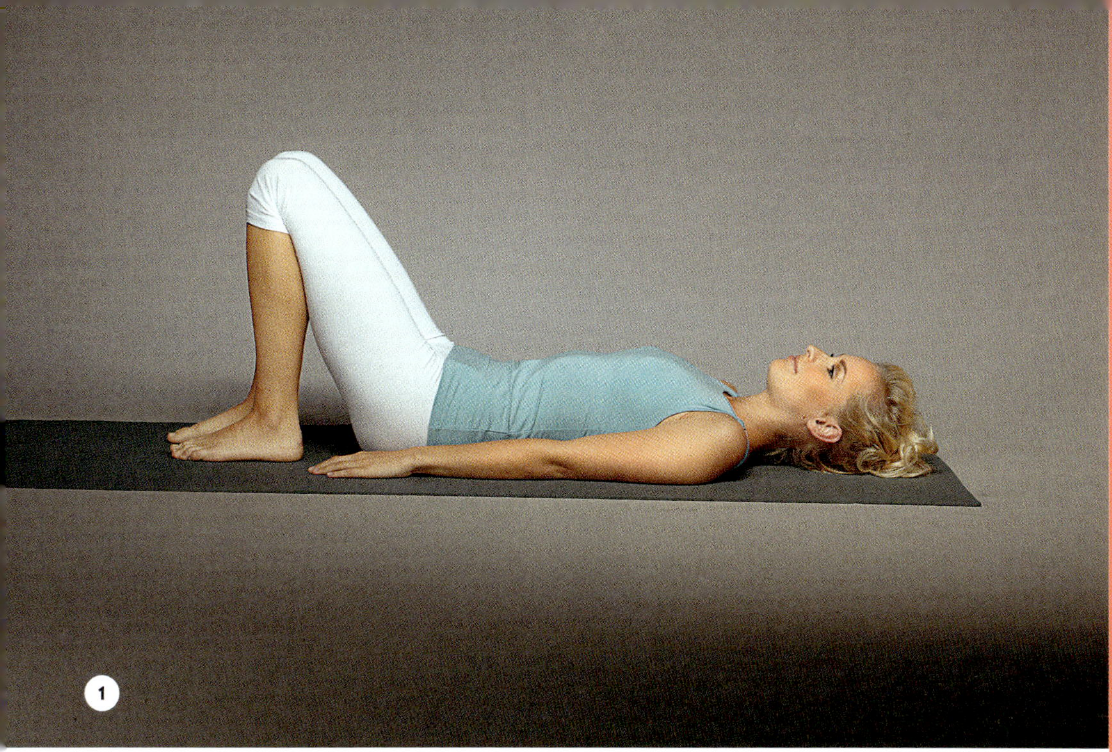
1

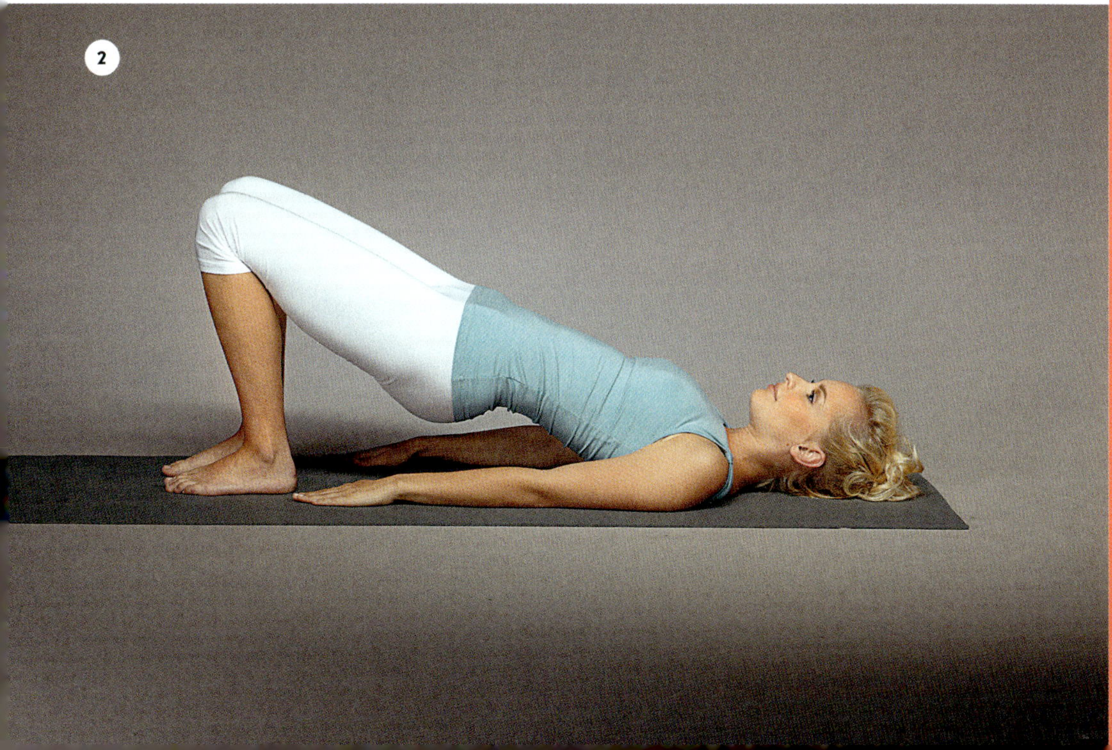
2

# Für den ganzen Rücken

**Bewegung in alle Richtungen fordert nicht nur die wichtigen kleinen, tief liegenden Muskeln an der Wirbelsäule, sondern auch die gesamte Muskulatur Ihres Rumpfes. Mit den folgenden Übungen erreichen Sie ein harmonisches Zusammenspiel von Bauch- und Rückenmuskeln und damit einen schmerzfreien Rücken sowie eine aufrechte Körperhaltung.**

### KUGELRUND

1 Setzen Sie sich mit angewinkelten Beinen auf den Boden, runden Sie den Rücken und umfassen Sie mit den Händen Ihre Knie, sodass Sie in eine Päckchenstellung kommen. Die Schultern bleiben entspannt, der Blick ist nach unten gerichtet. (1)

2 Verlagern Sie nun Ihr Gewicht hinter die Sitzbeinhöcker. (2)

3 Rollen Sie beim tiefen Einatmen ohne Schwung nach hinten auf den Rücken. Kopf und Nacken berühren den Boden dabei nicht. (3)

4 Beim Ausatmen ziehen Sie Ihren Bauchnabel ein und kommen zurück in die sitzende Päckchenposition.

→ *Wiederholen Sie die Übung 8- bis 12-mal.*

**WIRKUNG**

+ Diese Übung massiert Ihren ganzen Rücken angenehm.
+ Wenn Sie so rund wie möglich rollen, trainiert dies die Bewegungen der einzelnen Wirbelkörper.
+ Die Übung schult nebenbei das Gleichgewicht und führt zu mehr Beweglichkeit im Rücken.

### TIPP

**Führen Sie die Übung sehr bewusst und kontrolliert aus, ohne Schwung, und versuchen Sie, jeden Wirbel einzeln wahrzunehmen. Je enger Sie die Beine an den Körper anwinkeln, desto schwieriger wird die Übung.**

AKTIV GEGEN URSACHEN

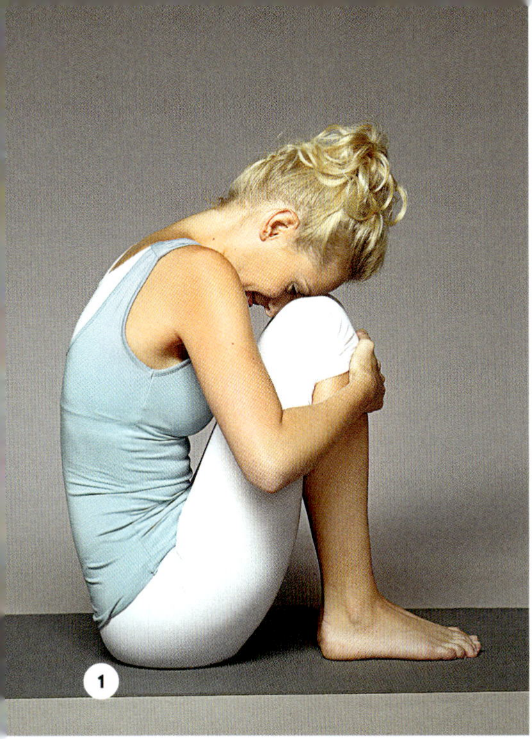
1

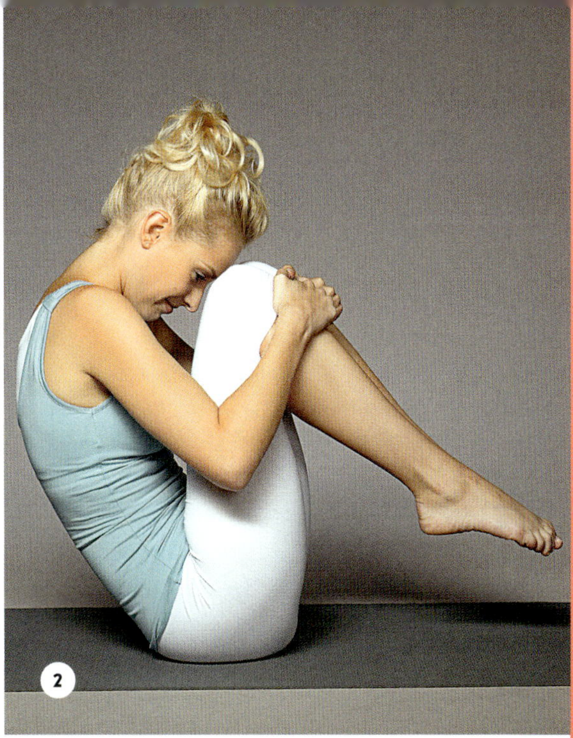
2

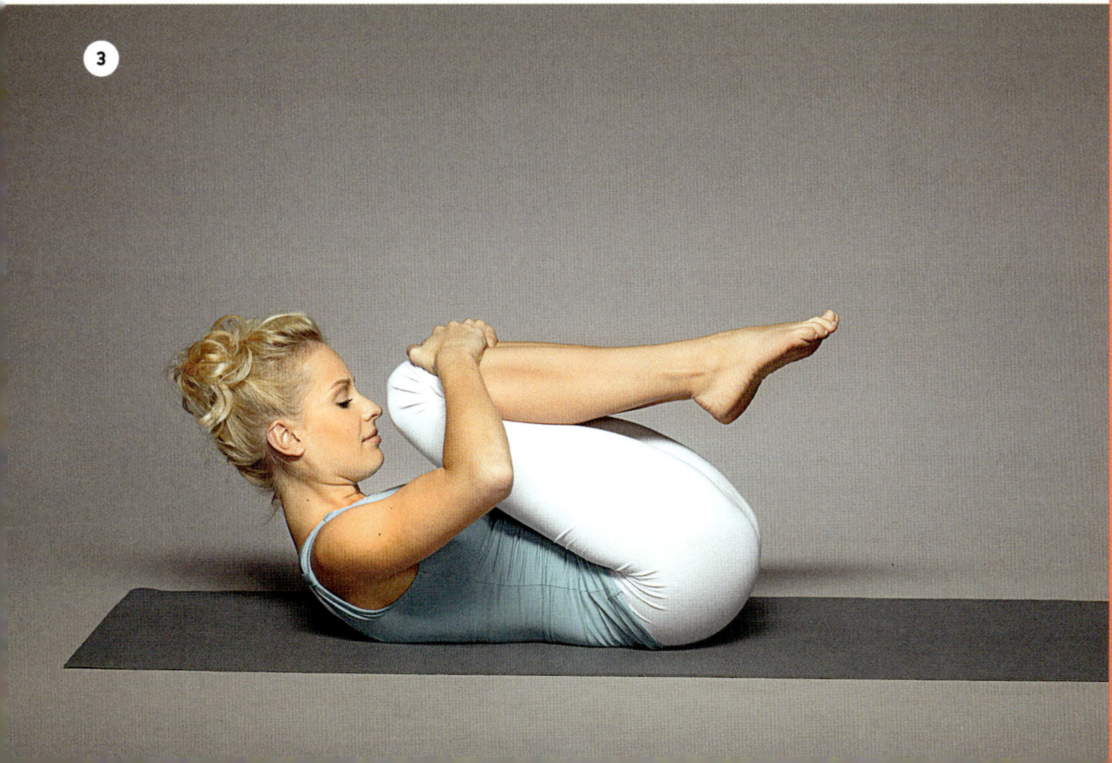
3

## RÜCKENROLLE

**1** Setzen Sie sich mit gestreckten, geschlossenen Beinen auf den Boden. Der Blick ist geradeaus gerichtet, der Rücken aufrecht.

**2** Nehmen Sie die Hände an den Hinterkopf – die Ellbogen zeigen nach außen. Atmen Sie ein. (1)

**3** Runden Sie beim Ausatmen langsam den Rücken und verlagern Sie das Gewicht nach hinten. Die Ellbogen zeigen nach vorn. (2)

**4** Bringen Sie Ihren Rücken während der nächsten Einatmung langsam zurück in die Aufrichtung, indem Sie in einer Rollbewegung alle Wirbel langsam und kontrolliert aufeinandersetzen. Die Ellbogen wandern dabei nach außen, der Blick ist beim Erreichen der Ausgangsposition wieder nach vorn gerichtet.

→ *Wiederholen Sie diese Übung 4-mal, pausieren Sie kurz und schließen Sie weitere 4 Wiederholungen an.*

### WIRKUNG

+ Mit dieser Übung »schmieren« Sie nicht nur die kleinen Wirbelgelenke, sondern versorgen auch die Bandscheiben mit Nährstoffen.
+ Besonders das Strecken der Wirbelsäule ist wichtig für Vielsitzer, bei denen sich die Wirbelsäule zu lange in einer ungünstigen Rundung befindet.
+ Gleichzeitig dehnt die Rückenrolle Ihre Oberschenkelrückseite, wovon auch der Rücken profitiert, weil die normalen Schwingungen der Wirbelsäule gefördert werden.

### TIPP

**Sollte Ihnen bei der Ausgangsposition die Dehnung der Oberschenkelrückseiten unangenehm sein, setzen Sie sich leicht erhöht, beispielsweise auf ein Kissen, und beugen Sie die Beine ein wenig.**

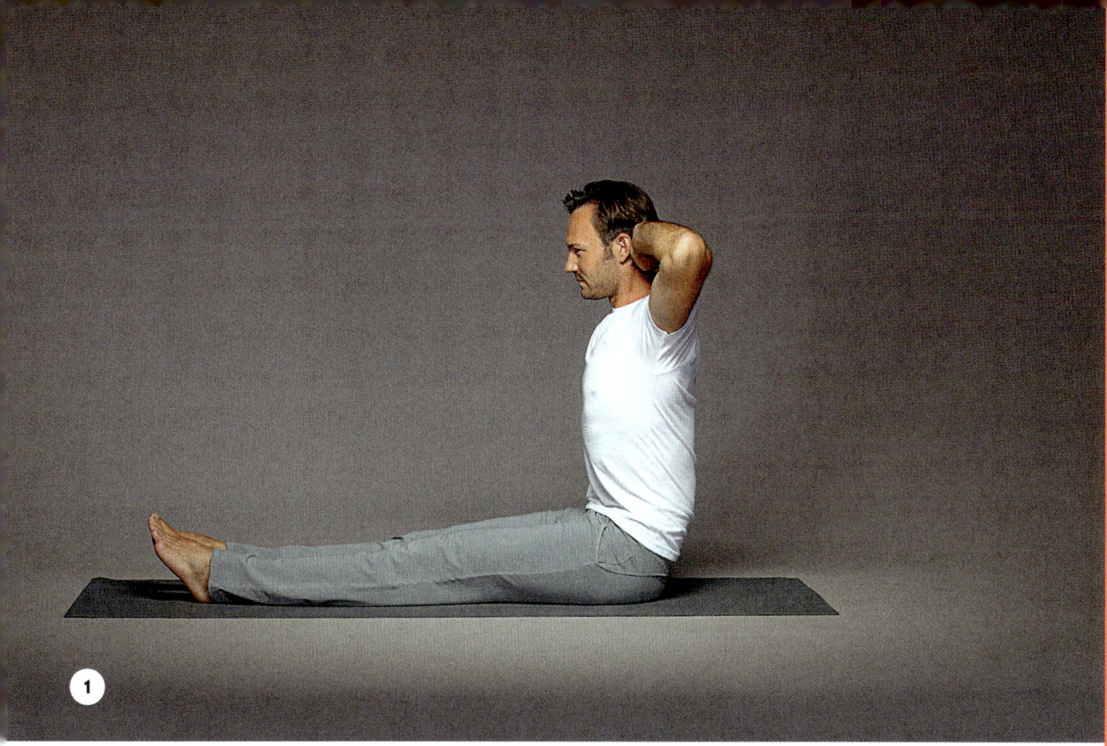
1

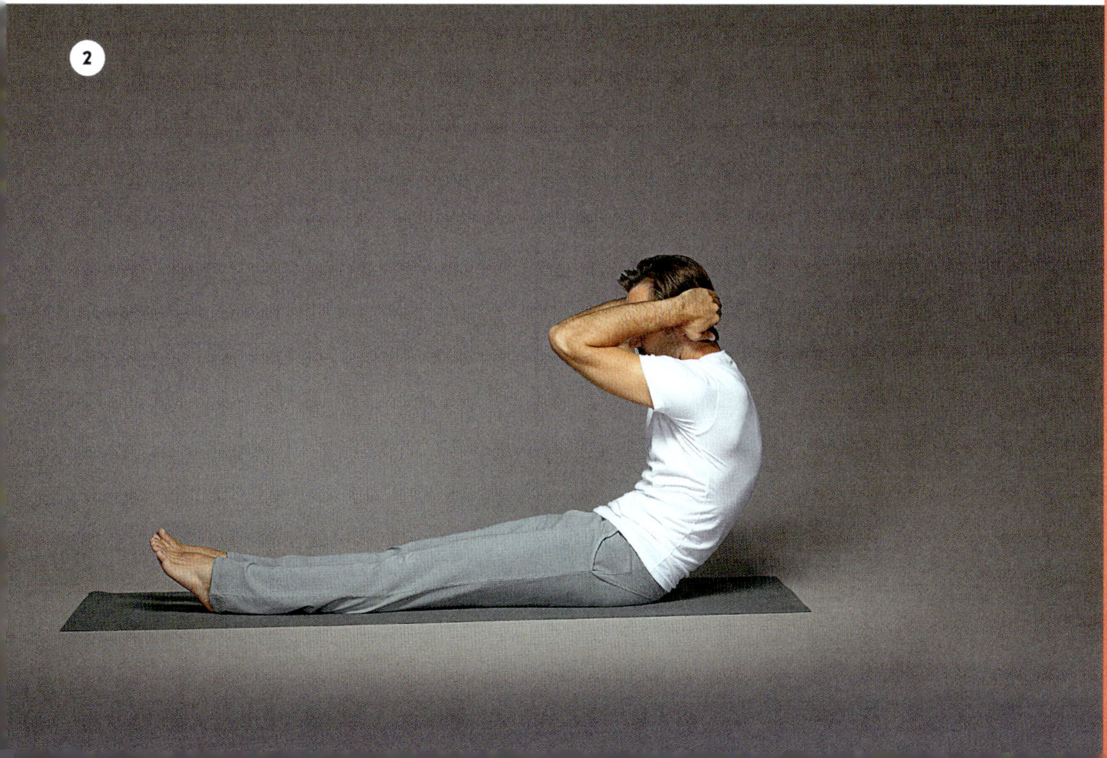
2

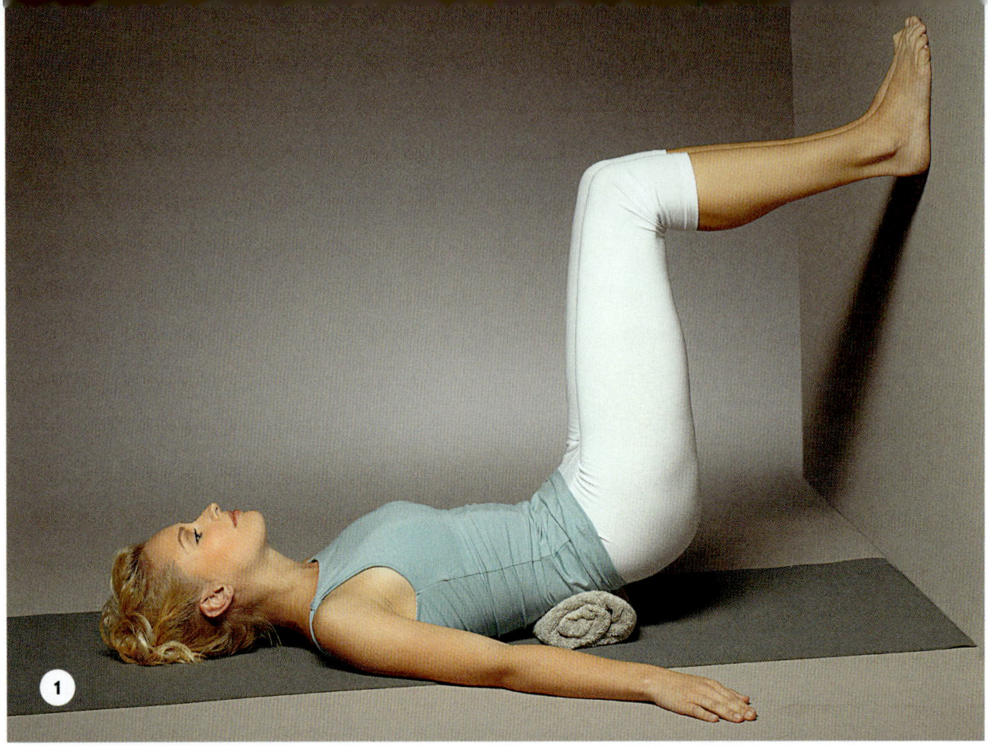
1

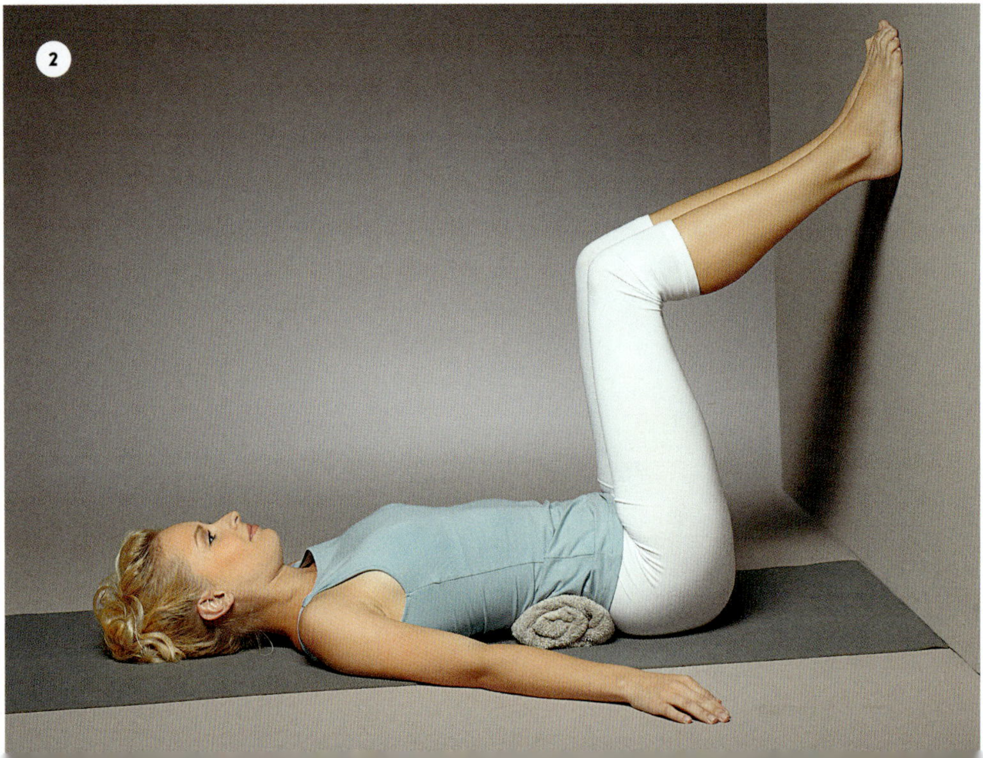
2

## PO-SENKER

1 Für diese Übung benötigen Sie ein großes Handtuch oder eine Decke, fest zusammengerollt, oder eine harte Nackenrolle. Legen Sie sich auf den Rücken mit angewinkelten Beinen, sodass Sie die Füße an die Wand legen können.

2 Wandern Sie mit den Füßen ein wenig nach oben, bis Ihr Gesäß frei in der Luft schwebt. Legen Sie nun die Rolle unter Ihre Lendenwirbelsäule. (1)

3 Senken Sie beim Ausatmen Ihr Becken und Ihr Gesäß langsam in Richtung Boden ab. Die Rolle sollte sich dabei nicht mitbewegen. Atmen Sie ein und verharren Sie für 30 bis 60 Sekunden in dieser Dehnung Ihrer Bauchmuskeln. (2)

4 Bringen Sie Ihr Becken mit der Ausatmung vorsichtig wieder in die Ausgangsposition, sodass es ein wenig angehoben ist. Atmen Sie ein und halten Sie die Position etwa 5 Sekunden.

5 Mit dem nächsten Ausatmen senken Sie das Becken wie beschrieben wieder in Richtung Boden. Halten Sie die Dehnungsposition mindestens 30 bis 60 Sekunden.

→ *Wiederholen Sie die Übung 3- bis 4-mal.*

### WIRKUNG

+ Diese Übung dehnt Ihre Bauchmuskeln, die durch eine häufige Rundrückenhaltung beim Sitzen regelrecht verkümmern. Werden sie nicht regelmäßig gedehnt, verlieren die Muskeln ihre Ausgangslänge und verhindern eine aufrechte Haltung.

AKTIV GEGEN URSACHEN

### TIPP

**Wenn Sie einen Dehnreiz an der Vorderseite des Brustkorbs und am Bauch spüren, dann führen Sie die Übung richtig aus. Können Sie Ihr Becken gar nicht über das Kissen legen und den Po absenken, ist die Beweglichkeit in diesem Bereich nicht ausreichend. Dann sollten Sie die Übung so häufig wie möglich durchführen.**

## SEITSTÜTZ

1 Legen Sie sich auf einer Decke oder Gymnastikmatte gerade auf die Seite und beugen Sie die aufeinanderliegenden Beine im rechten Winkel nach hinten. Die Füße liegen aufeinander.

2 Stützen Sie sich mit dem Ellbogen senkrecht unter Ihrem Schultergelenk ab und legen Sie den Unterarm dabei nach vorn. Der obere Arm liegt locker gestreckt auf der Körperseite. (1)

3 Ziehen Sie den Bauchnabel beim Ausatmen ein und lösen Sie dabei in einer kontrollierten Bewegung den Rumpf vom Boden, bis Knie, Becken und Kopf eine Linie bilden. (2)

4 Kommen Sie einatmend in Richtung Boden zurück. Legen Sie den Rumpf allerdings nicht wieder ab, sondern halten Sie ihn wenige Zentimeter über dem Boden. Knicken Sie dabei nicht im Schultergelenk ein.

5 Kommen Sie mit der nächsten Ausatmung wieder nach oben.

→ *Wiederholen Sie die Übung auf jeder Seite 8- bis 12-mal.*

### WIRKUNG

+ Der Seitstütz trainiert die gesamte Rumpfmuskulatur, besonders die schrägen und tiefen Bauch- sowie die seitlichen Rückenmuskeln. Gerade die tiefe Bauchmuskulatur setzt an Teilen der Wirbelsäule an, führt, kontrolliert und stabilisiert sie. Vergessen Sie also nie Ihren Bauch, wenn es um das Training Ihres Rückens geht.

### TIPP

**Wenn die Übung gut klappt, machen Sie auf jeder Seite noch 1 bis 2 Sätze davon (8 bis 12 Wiederholungen entsprechen 1 Satz) und halten Sie am Ende eines jeden Satzes den Körper 10 Sekunden oben.**

AKTIV GEGEN URSACHEN

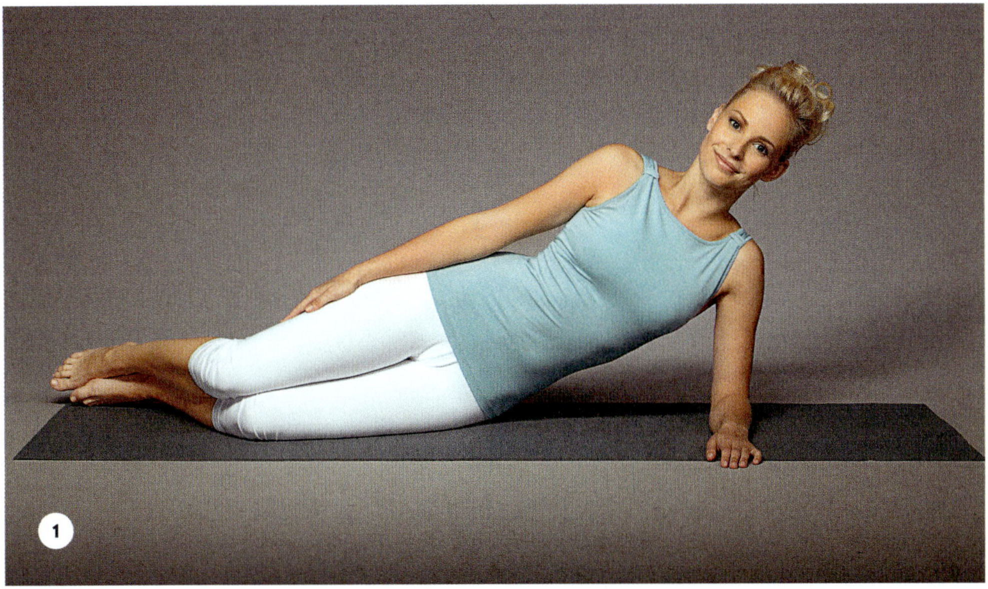
1

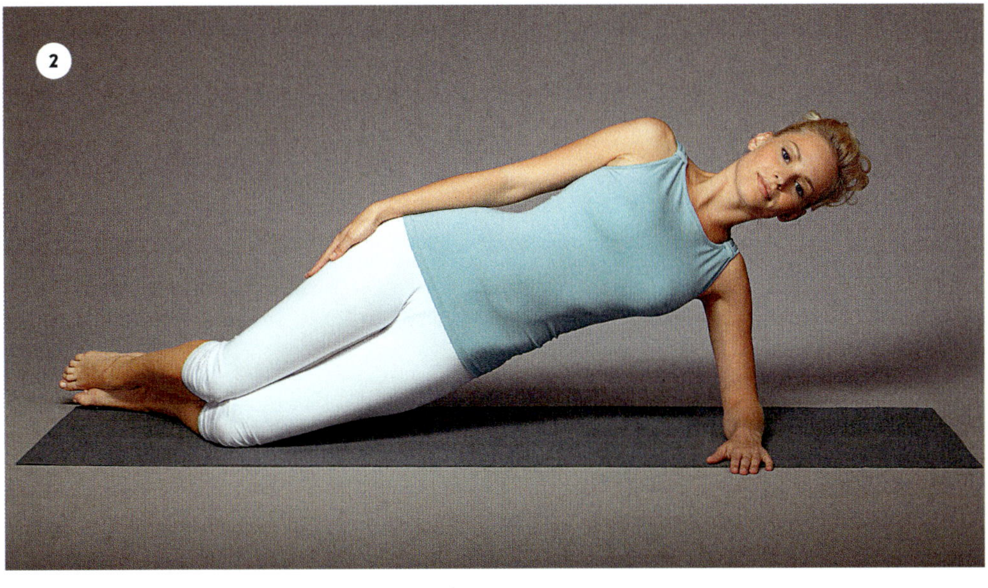
2

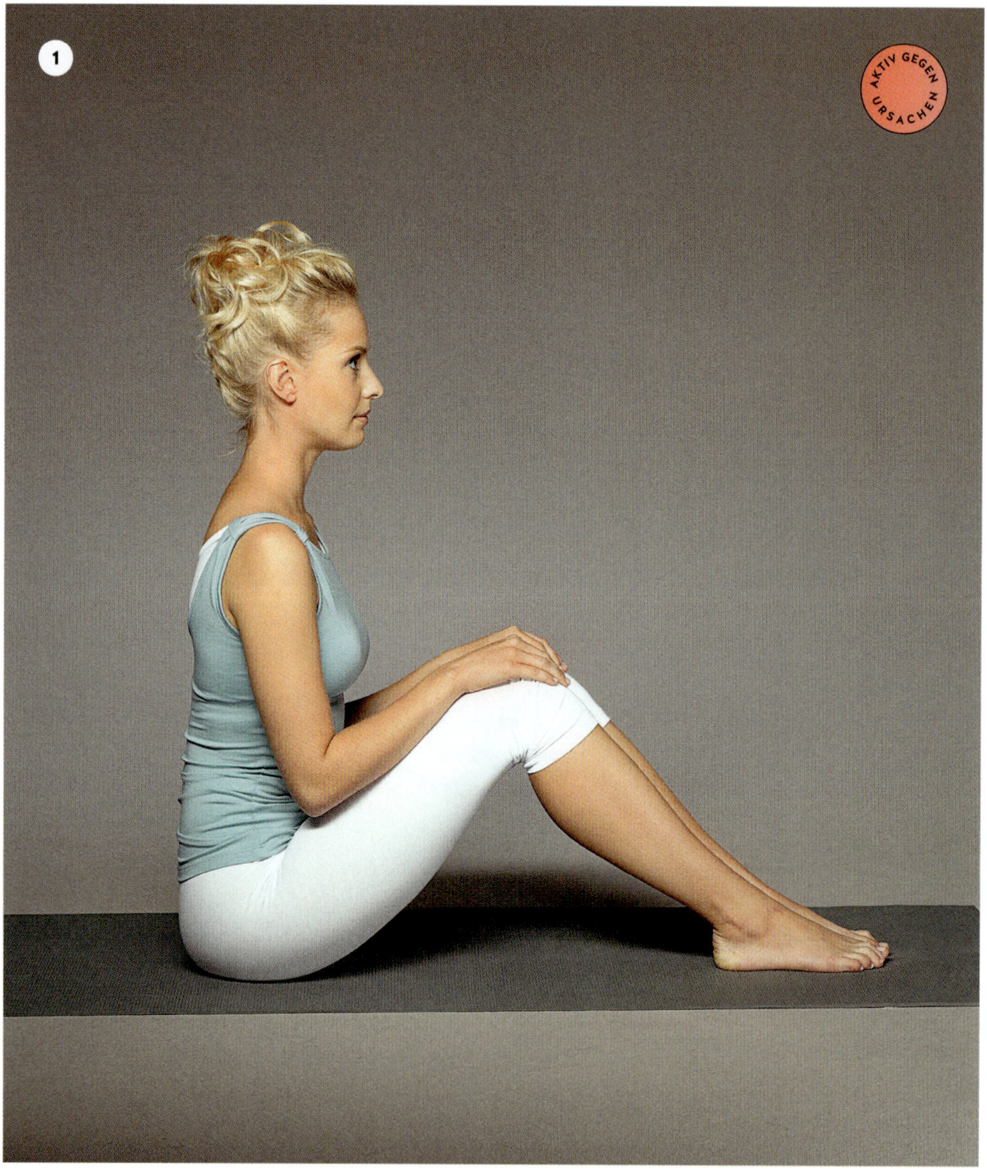
1
AKTIV GEGEN URSACHEN

## UNTERSTÜTZTER SCHWEBESITZ

1 Setzen Sie sich auf den Boden. Die Knie sind angewinkelt, die Fußsohlen liegen ganz auf. Ihr Rücken ist aufgerichtet, der Blick geht nach vorn. Legen Sie die Hände auf die Knie. Die Schultern bleiben entspannt. (1)

2 Ziehen Sie mit der Ausatmung Ihren Bauchnabel fest nach innen und neigen Sie dabei den Oberkörper langsam zurück, bis Sie ein leichtes oder auch stärkeres Ziehen im Bauch verspüren. An der Position Ihrer Hände ändert sich nichts und auch Ihr Rücken bleibt gerade. (2)

3 Verweilen Sie so 15 bis 20 Sekunden und kehren Sie dann in die Ausgangsposition zurück.

→ *Wiederholen Sie die Übung 5-mal, machen Sie eine Pause und schließen Sie noch 1 Satz an, also weitere 5-mal.*

**WIRKUNG**

+ Die Übung kräftigt in erster Linie Ihre geraden und tiefen Bauchmuskeln, die den Oberkörper aus der Rückenlage aufrichten. Bei Rückenbeschwerden sind vor allem die tiefen Bauchmuskeln wichtig, die direkt mit der Wirbelsäule verbunden sind und dazu beitragen, den gesamten Rumpf zu stabilisieren.

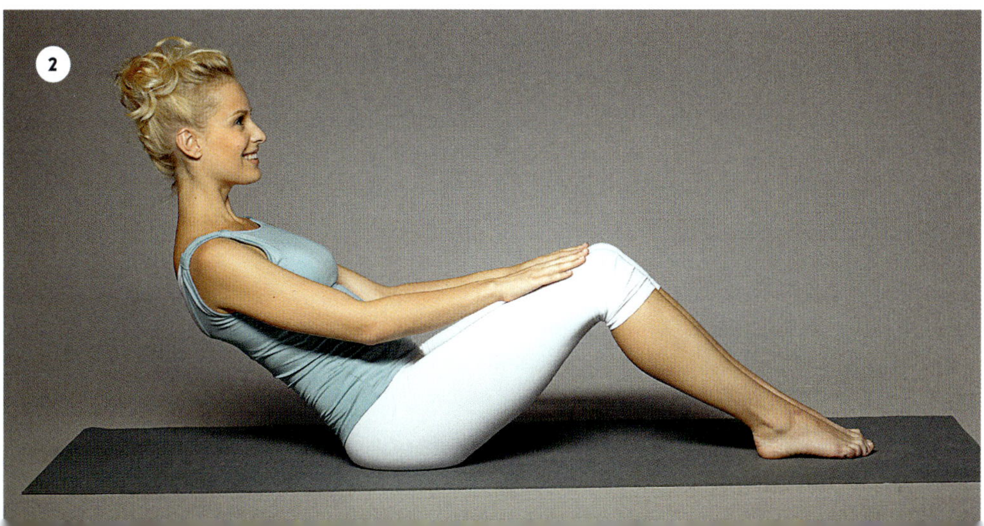

## KORKENZIEHER

1 Sie benötigen für diese Übung ein zusammengerolltes Handtuch, ein weiteres zusammengelegtes Tuch sowie eine kleine gefüllte Wasserflasche. Legen Sie sich auf die rechte Seite mit dem aufgerollten Handtuch am Beckenrand nahe der Taille. Unter dem Kopf platzieren Sie das zusammengefaltete zweite Tuch. Die Beine liegen direkt übereinander und sind in Hüfte und Knie rechtwinklig gebeugt. Platzieren Sie die Flasche als Gewicht auf Brusthöhe vor sich.

2 Fassen Sie mit der rechten Hand die Außenseite des linken Oberschenkels. Die linke Hand hebt das Gewicht mit gestrecktem Arm in Richtung Decke. (1)

3 Beim Ausatmen führen Sie den Arm auf die linke Seite und drehen den Oberkörper langsam mit. Der Kopf dreht nach rechts. Lassen Sie den Arm möglichst bis zum Boden absinken. Dabei müssten Sie eine Anspannung unterhalb der Lendenwirbelsäule spüren. Halten Sie den Arm einige Sekunden in dieser Position.

4 Beim Einatmen pressen Sie den Arm 5 Sekunden gegen den Oberschenkel. Atmen Sie gleichmäßig weiter. (2)

5 Blicken Sie beim Ausatmen wieder nach links. Dabei drehen Sie auch den Oberkörper weiter nach links und führen den rechten Arm weg vom Oberschenkel nach außen auf Schulterhöhe, um die Dehnung zu verstärken. Der linke Arm wird gleichzeitig noch ein Stückchen weiter in Richtung Boden abgelegt. (3)

6 Wiederholen Sie den Ablauf entsprechend auf der linken Seite liegend.

→ *Wiederholen Sie den Ablauf so lange, bis Sie Ihre maximale Dehnung erreicht haben. Behalten Sie die Dehnungen stets für 30 bis 60 Sekunden bei und wechseln Sie dann auf die andere Seite.*

### WIRKUNG

+ Diese Übung verbessert die Beweglichkeit der Wirbelsäule. Gleichzeitig dehnen Sie Ihre Bauchmuskeln, die sich bei häufigem Sitzen verkürzen.

AKTIV GEGEN URSACHEN

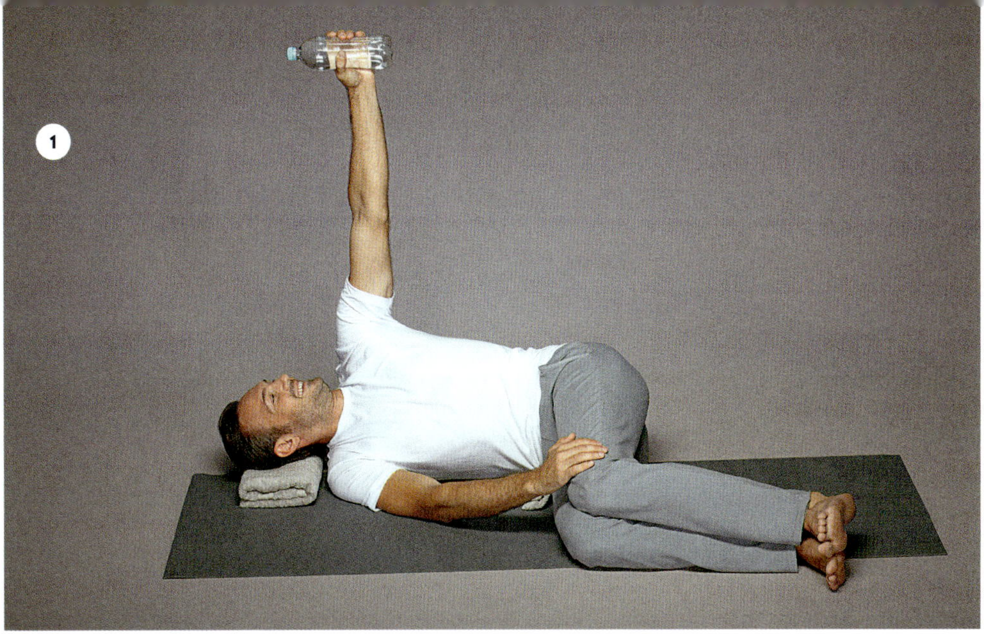
1

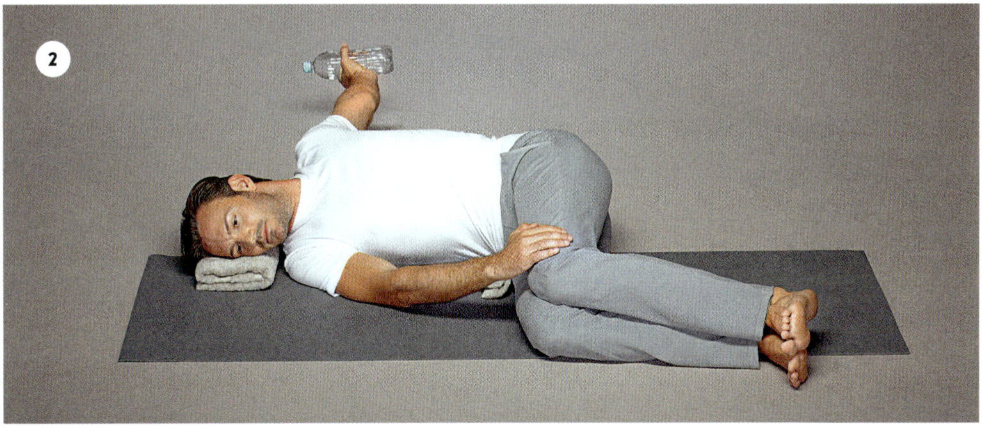
2

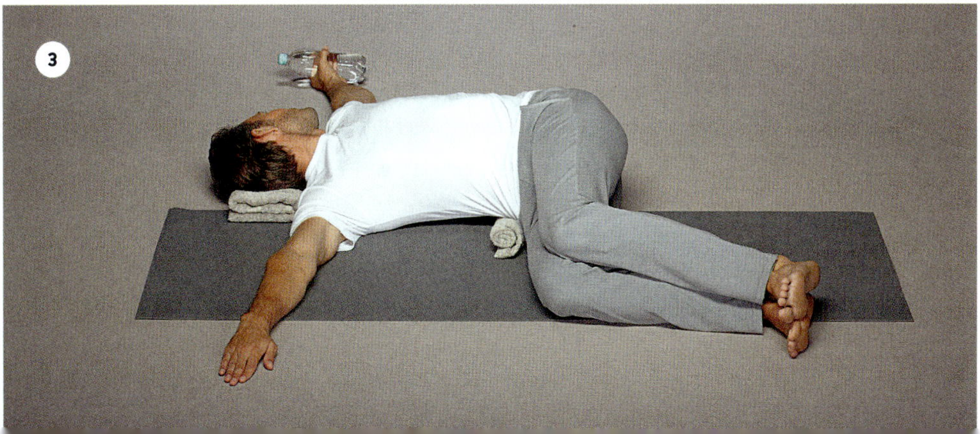
3

# Gesunder Rücken ein Leben lang

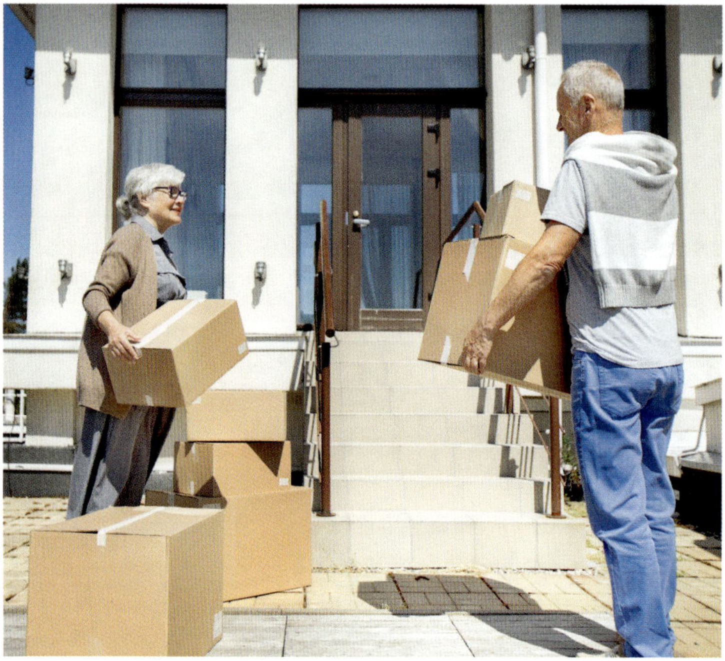

Sie haben es geschafft: Ihre Schmerzen sind weg! Damit das auch in Zukunft so bleibt, gönnen Sie Ihrem Rücken täglich ein kleines Bewegungsprogramm. Nur 10 bis 15 Minuten reichen aus. Damit tun Sie nicht nur Ihrem Rücken etwas Gutes, Sie stärken außerdem Ihre Abwehrkräfte.

## Bleiben Sie in Bewegung

Das Allerwichtigste für den Rückenschmerz ist, ihn erst gar nicht aufkommen zu lassen. Tatsächlich kann man vorbeugend einiges tun. Das Kernproblem ist unser sitzender Lebensstil – wir sitzen durchschnittlich 8,5 Stunden am Tag, die Gruppe der 30- bis 45-Jährigen sogar bis zu 11,5 Stunden täglich, und das neben dem Schlafen, was ja ebenfalls ein Zeitfenster der Inaktivität ist. Mit anderen Worten: In diesen Phasen unterfordern wir uns muskulär, auch den Stoffwechsel übrigens. Damit nehmen wir unser Versorgungssystem für alle Strukturen der Wirbelsäule nicht optimal in Anspruch.

Der Rücken braucht grundsätzlich

~ *Beanspruchung*
~ *Training*
~ *Belastung*

Schonung ist die falsche Strategie – allenfalls bei einer Schmerzattacke für ein bis zwei Tage. Sorgen Sie also für Bewegungsmöglichkeiten und nehmen Sie diese am besten jeden Tag wahr. Dabei stehen nicht Produkte, Maßnahmen oder Handlungsstrategien im Mittelpunkt, sondern unser gesundheitsorientiertes, den Alltag prägendes Verhalten.

### AUCH DIE GESELLSCHAFTLICHEN KONSEQUENZEN SIND ZU BEDENKEN

Prävention ist auch gesamtgesellschaftlich ein wichtiges Thema. Wenn Millionen von Menschen einmal jährlich an Rückenschmerzen leiden, ist das eine fast nicht zu bewältigende Belastung des Gesundheitssystems. Wir wissen doch, dass all jene Menschen, die regelmäßig körperlich aktiv sind und die weniger Übergewicht haben, die vor allem immer auf ihren Rücken achten, deutlich weniger Rückenbeschwerden haben. Was es bräuchte, wäre ein Präventionskonzept. Viele Menschen schenken ihrem Rücken erst Aufmerksamkeit, wenn er zwickt oder schmerzt.

Mit dem Programm in diesem Buch können Sie sehen und erfahren, wie einfach es ist, dem Rücken eine Wellnesskur zu geben.

# Für Schwachstellen des Rückens

**Sie selbst kennen Ihren Rücken und seine schmerzanfälligsten Bereiche am besten. Suchen Sie sich aus den folgenden Übungen gezielt die heraus, die dazu am besten passen. Wenn Sie diese Partien stärken, können Sie weiteren Schmerzen vorbeugen.**

## LIEGESTÜTZ

1 Kommen Sie in eine Liegestützposition, wobei die Beine angewinkelt sind und die Knie auf dem Boden aufliegen. Überkreuzen Sie die Unterschenkel. Die Hände platzieren Sie unter den Schultergelenken, der Blick ist nach unten gerichtet. Knie, Gesäß, Schultern und Kopf bilden eine Linie. (1)

2 Ziehen Sie den Bauchnabel aktiv nach innen und spannen Sie Ihr Gesäß an. Dadurch bauen Sie eine gute Ganzkörperspannung auf und verhindern, dass Sie im Lendenwirbelbereich durchhängen.

3 Beim Einatmen beugen Sie die Arme und senken den Körper langsam und kontrolliert bis kurz über den Boden ab. Ihre Ellbogen zeigen dabei möglichst nach hinten, nicht zur Seite. (2)

4 Mit dem Ausatmen drücken Sie sich mit den Arm-, Schulter- und Brustmuskeln zurück in die Ausgangsstellung.

→ *Wiederholen Sie die Übung 8- bis 12-mal mit kleiner Pause nach der Hälfte.*

### WIRKUNG

+ Dieser Klassiker unter den Ganzkörperübungen stärkt und stabilisiert Ihren gesamten Rumpf sowie den Schulter-Nacken-Bereich.
+ Bei der schulterbreiten Stellung der Hände werden vor allem die Armstrecker angesprochen. Sollten Sie mehr Wert auf das Training Ihrer Brustmuskulatur legen, platzieren Sie die Arme etwas mehr als schulterbreit.

### TIPP

**Falls leichte Beschwerden in den Handgelenken auftreten, ballen Sie Ihre Hände zu Fäusten und stützen sie so auf die - eventuell unterpolsterte - Unterlage.**

PRÄVENTION

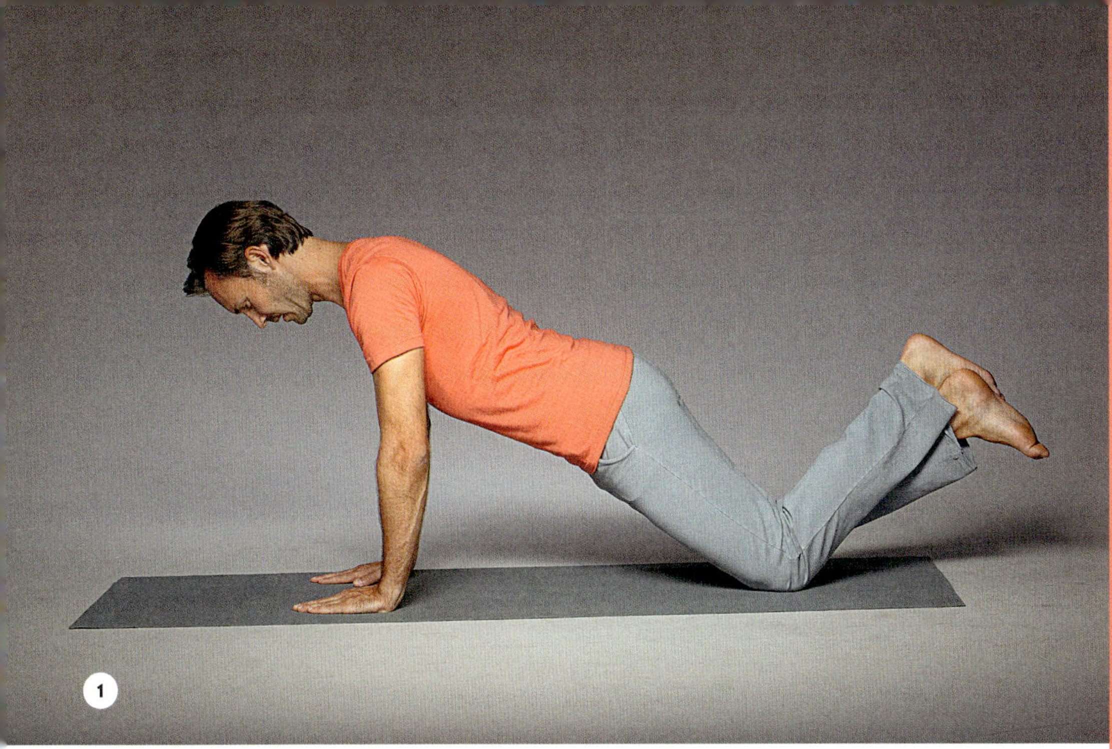
1

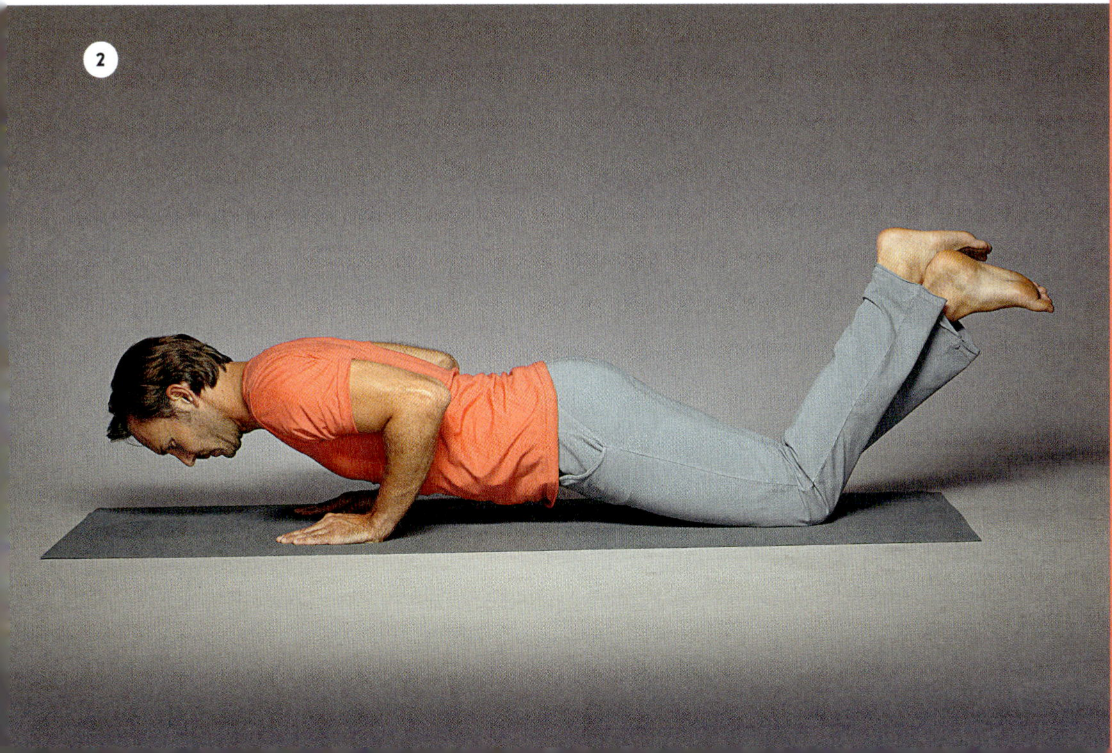
2

## SÄGE

1 Setzen Sie sich aufrecht auf den Boden und öffnen Sie Ihre gestreckten Beine leicht. Ziehen Sie die Fußspitzen zu sich heran. Heben Sie die gestreckten Arme zur Seite bis in die Waagerechte an. Der Oberkörper ist aufgerichtet. (1)

2 Atmen Sie tief ein und drehen Sie sich dabei langsam und kontrolliert so weit nach rechts, dass beide Sitzbeinhöcker gleichmäßig belastet bleiben. (2)

3 Ausatmend beugen Sie sich langsam aus der Taille so weit vor, dass die linke Hand zur Außenseite des rechten Fußes kommt. Der hintere Arm bleibt gestreckt, die Handfläche zeigt nach unten. Der Blick geht nach hinten. (3)

4 Atmen Sie ein und kommen Sie zurück.

5 Mit der nächsten Ausatmung drehen Sie sich zur anderen Seite.

→ *Üben Sie so 5-mal pro Seite.*

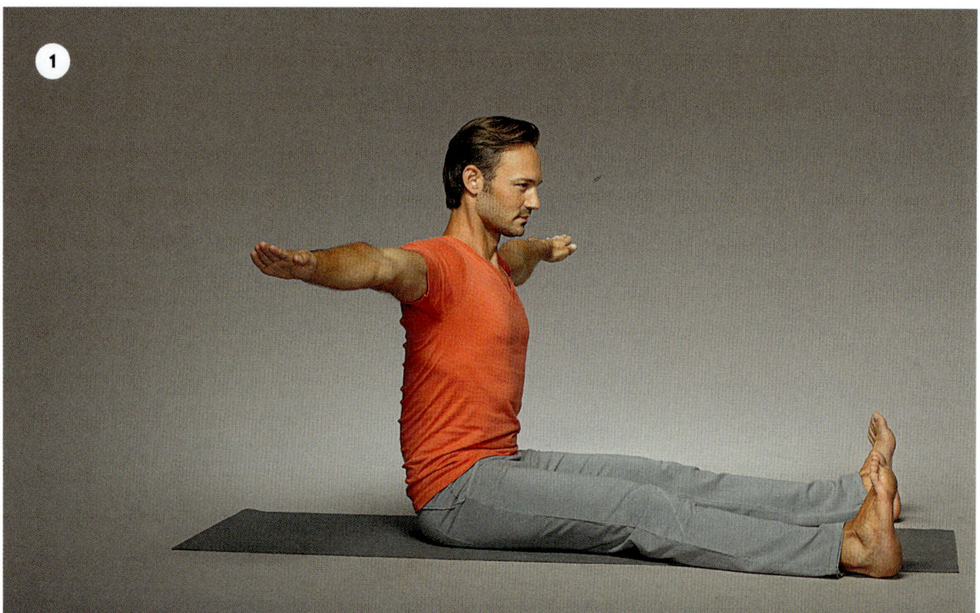

**WIRKUNG**

- Mit dieser Übung erreichen Sie gleich mehrere Wirkungen auf einmal: Sie kombiniert Aufrichtung, Drehung und Beugung der Wirbelsäule und macht sie beweglicher.
- Sie trainieren gleichzeitig Ihre tiefe und seitliche Rückenmuskulatur.

**TIPP**

**Wenn Ihre Oberschenkelrückseiten nicht sehr dehnfähig sind und es zu stark zieht, legen Sie eine zusammengerollte Matte oder ein Kissen unter die Knie.**

PRÄVENTION

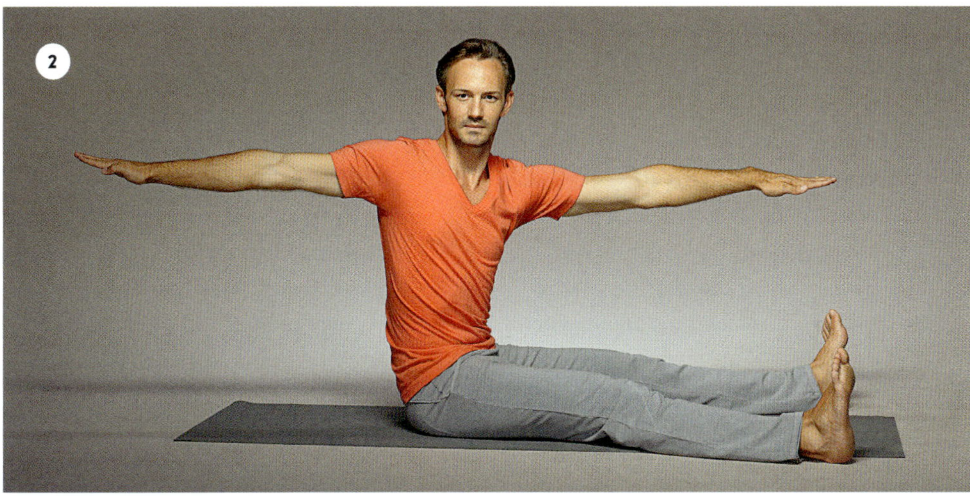


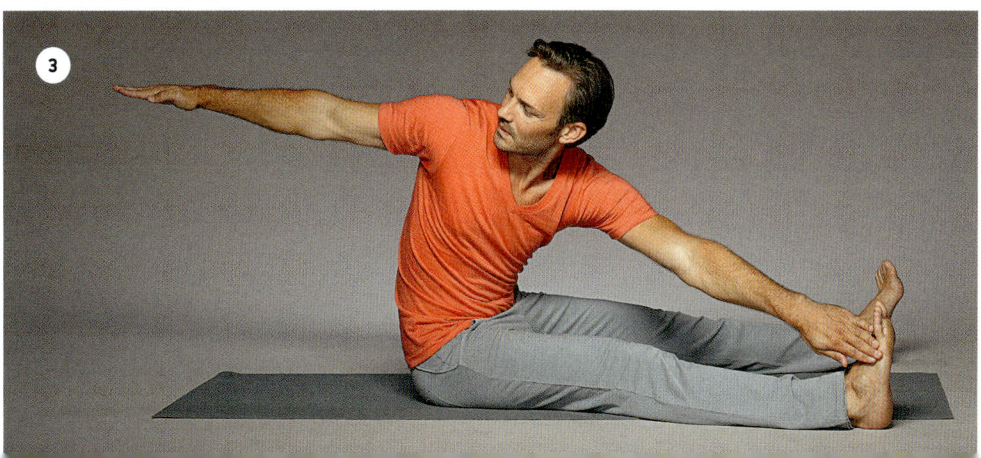

## RUDERER

1. Für diese Übung benötigen Sie ein Theraband. Setzen Sie sich mit ausgestreckten Beinen auf den Boden. Beugen Sie die Beine leicht und legen Sie das Theraband unter Ihre Fußsohlen. Greifen Sie das Band mit beiden Händen so, dass es leicht bis mäßig gespannt ist. Ihre Arme sind angewinkelt und Ihre Hände befinden sich neben den Knien. Richten Sie sich aktiv im Rücken auf. (1)
2. Ziehen Sie beim Ausatmen Ihre Arme so nach hinten, dass das Band stark gespannt wird und Sie während der Bewegung spüren, wie sich die Schulterblätter der Wirbelsäule annähern. (2)
3. Mit der Einatmung führen Sie die Arme langsam in die Ausgangsposition zurück.

→ *Wiederholen Sie die Übung 8- bis 12-mal (= 1 Satz) in 2 bis 3 Sätzen.*

PRÄVENTION

### WIRKUNG

- Mit dieser Übung trainieren Sie besonders die Muskulatur zwischen Ihren Schulterblättern und wirken einem Rundrücken aktiv entgegen.
- Sie werden schon sehr bald feststellen, wie sich Ihre gesamte Haltung auch während des Sitzens und Gehens merklich verbessert.

### TIPP

**Das Tempo ist bei dieser Übung eher langsam und dem Atemrhythmus angepasst. Falls Ihnen die Übung in dieser Form zu leicht ist, nutzen Sie ein stärkeres Theraband.**
**Es werden die Muskeln im Bereich des oberen Rückens wie auch der Schulter- und Armmuskulatur stark beansprucht. Da das Schultergelenk sehr komplex ist, ist die Bewegungsausführung sehr bedeutsam. Sie müssen hier immer die komplette muskuläre Kontrolle über die Bewegung haben.**

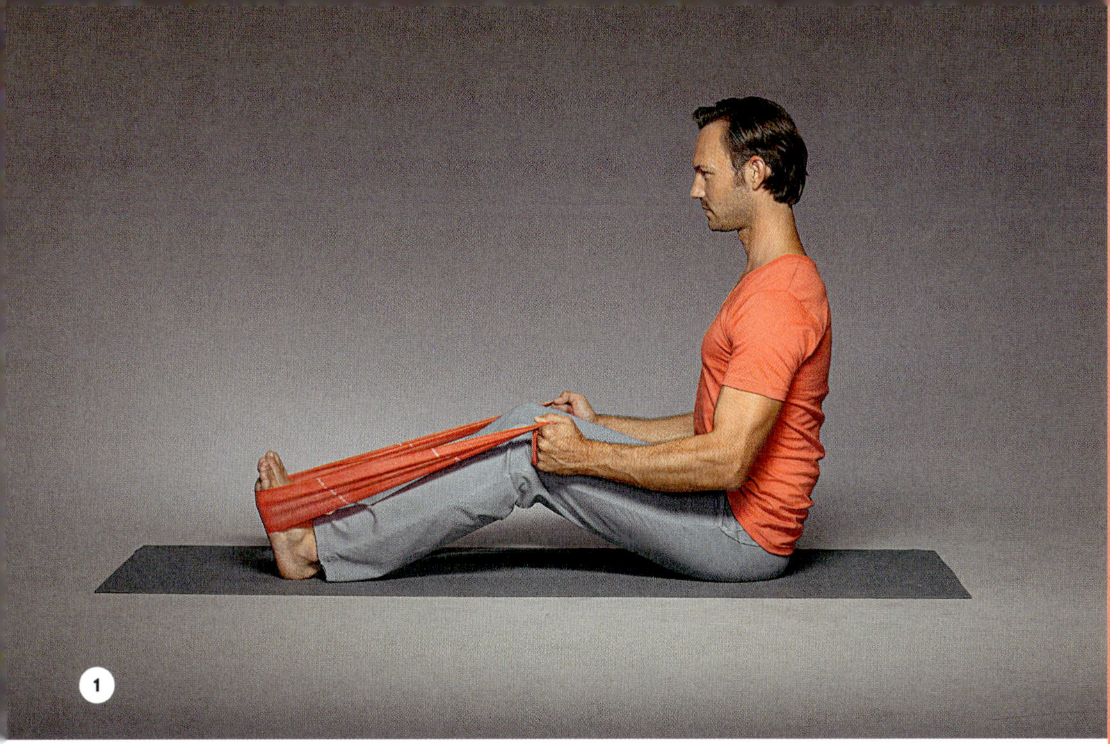
1

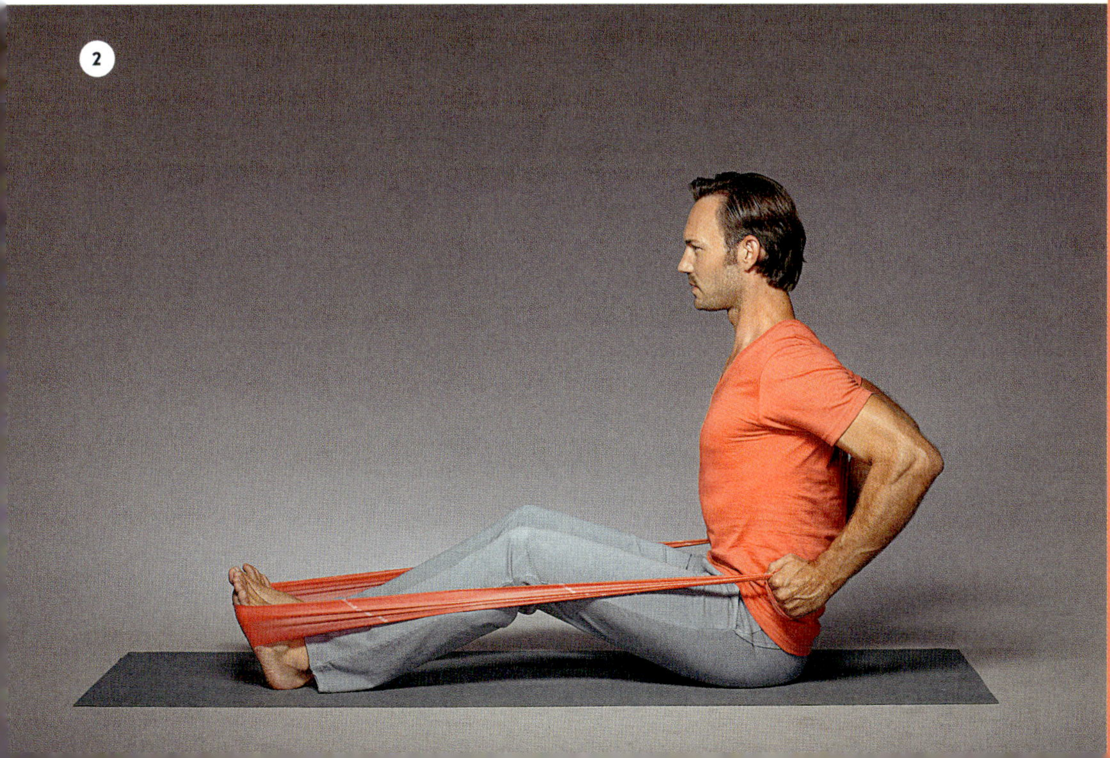
2

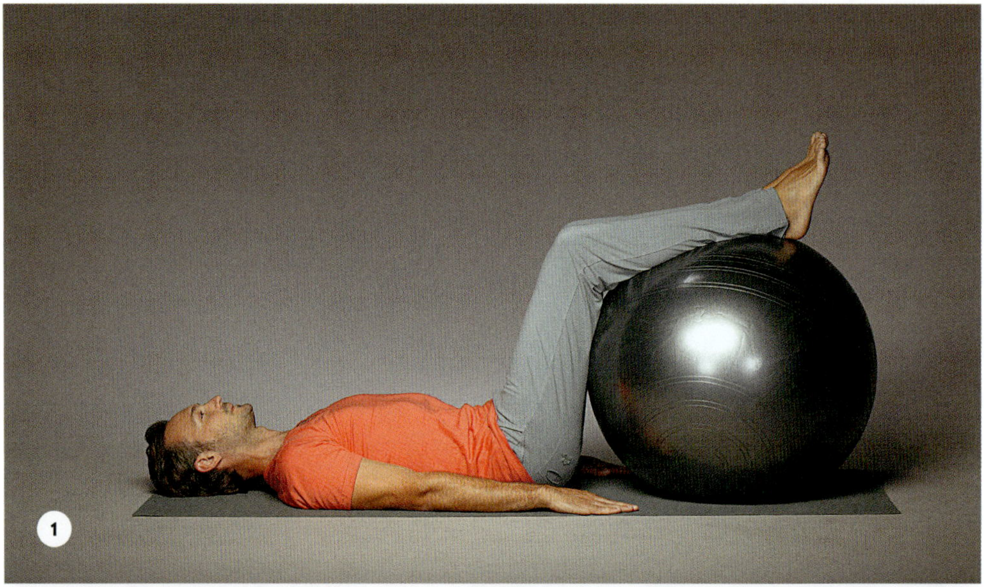
1

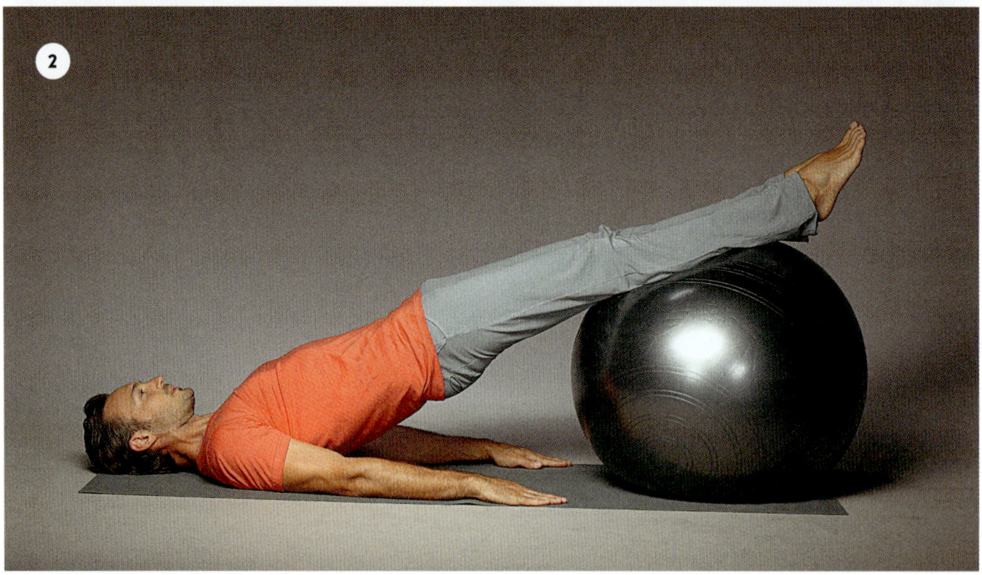
2

## HOHES TOR

1. Für diese Übung benötigen Sie einen Pezziball. Legen Sie sich auf den Rücken und platzieren Sie die Unterschenkel in hüftbreitem Abstand auf dem Pezziball. Die Oberschenkel befinden sich jeweils im rechten Winkel zum Rumpf und zu den Unterschenkeln. Legen Sie Ihre Arme neben den Körper. Die Schultern sind entspannt. (1)
2. Drücken Sie beim Ausatmen die Lendenwirbelsäule aktiv gegen den Boden. Dadurch hebt sich Ihr Steißbein leicht vom Boden ab.
3. Rollen Sie vom Steißbein weiter über Lenden- und Brustwirbelsäule jeden einzelnen Wirbel langsam nach oben auf, sodass Ihr Körper eine diagonale Linie von den Schultern bis zu den Füßen bildet und außer Kopf, Schultergürtel, Armen und Unterschenkeln alles in der Luft schwebt. Ihr Nacken bleibt dabei aber entspannt. Dies gelingt, wenn Sie Ihr Körpergewicht mehr zu den Füßen hin verlagern. (2) Halten Sie die Position einige Atemzüge lang.
4. Rollen Sie mit der Ausatmung langsam Wirbel für Wirbel in die Ausgangsposition zurück.

→ *Wiederholen Sie die Übung 8- bis 12-mal (= 1 Satz) in 2 bis 3 Sätzen.*

### WIRKUNG

+ Die Übung führt zu einer Entlastung der Bandscheiben und Bänder und beansprucht vor allem Ihre Rückenstreck- und Gesäßmuskulatur.
+ Die tiefen Anteile Ihrer Rückenmuskulatur reagieren automatisch auf die Schwankungen des Balls mit blitzschneller Stabilisationsarbeit und werden dadurch gekräftigt.
+ Das gezielte Auf-und-ab-Rollen verbessert die Beweglichkeit der gesamten Wirbelsäule und hält sie mobil.

### TIPP

**Das Becken darf in der Luft nicht absinken. Sollten Sie jedoch während der Übung stark schwanken, brechen Sie die Übung bitte unbedingt ab und üben Sie erst die »Brücke« *(Seite 88)*, bis Sie den Rumpf ausreichend stabilisieren können.**

PRÄVENTION

# Für den ganzen Rücken

**Mit folgenden Übungen trainieren Sie immer mehrere Muskelpartien gleichzeitig, sodass Ihr Rücken als Ganzes bewegt und beansprucht wird. Jede einzelne Übung eignet sich deshalb besonders gut für zwischendurch.**

### KLASSISCHER HACKER

1. Stellen Sie sich aufrecht hin mit hüftbreit geöffneten Beinen und leicht gebeugten Knien. Der Bauchnabel ist nach innen gezogen und der Blick nach vorn gerichtet.
2. Legen Sie die Arme eng an den Oberkörper und winkeln Sie die Unterarme an. Drehen Sie die Daumen nach oben, sodass sich die Handflächen »anschauen«.
3. Führen Sie nun für 30 bis 60 Sekunden ganz schnelle und kleine hackende Hochtief-Bewegungen mit den Unterarmen aus. Mit dem Rumpf halten Sie aktiv dagegen, indem der Bauch weiter eingezogen bleibt. Die Beine sind währenddessen fest mit dem Boden verankert. Es bewegen sich also wirklich nur die Unterarme. (1)

→ *Wiederholen Sie die Übung mindestens 3-mal hintereinander.*

**WIRKUNG**

+ Die Übung trainiert speziell die tiefen Rückenmuskeln, die direkt an der Wirbelsäule ansetzen und für Stabilität sorgen.
+ Mindestens dreimal wöchentlich praktiziert, ist Ihr Rücken optimal für die Bewegungen des Alltags gewappnet.

### TIPP

**Bei dieser Übung neigt man zur Pressatmung. Atmen Sie daher unbedingt im eigenen Atemrhythmus weiter. Halten Sie außerdem auch Ihre Bauchspannung bei.**

PRÄVENTION

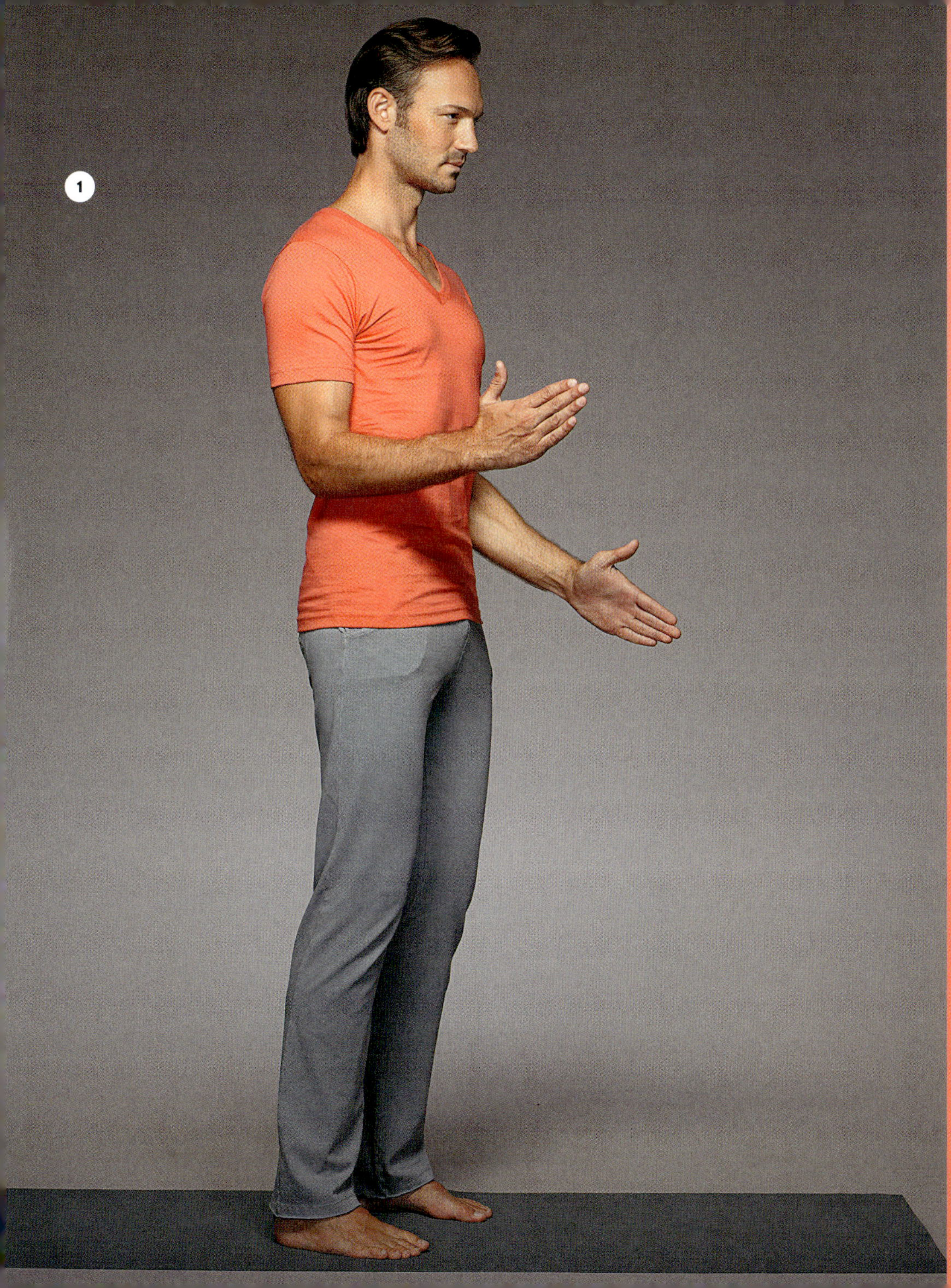
1

## KRAULEN

1 Legen Sie sich auf den Bauch mit hüftbreit geöffneten Beinen. Ihre Arme strecken Sie schulterbreit über den Kopf nach vorn, wobei die Daumen nach oben zeigen. Die Schultern werden nicht (!) hochgezogen. Die Stirn liegt auf dem Boden.

2 Beim Ausatmen ziehen Sie den Bauchnabel ein, sodass eine kleine Lücke unter Ihrem Bauch entsteht, und heben beide Beine, die Arme und den Kopf nur knapp über den Boden an. Der Blick ist zum Boden gerichtet. (1)

3 Bewegen Sie nun jeweils im Wechsel einen Arm und das schräg gegenüberliegende Bein für 30 bis 60 Sekunden gleichzeitig auf und ab – nicht hoch, aber zügig. (2)

4 Zum Schluss strecken Sie sich noch einmal richtig in die Länge und halten die Position für ein bis zwei Atemzüge. Dann legen Sie Arme und Beine wieder auf den Boden ab.

→ *Wiederholen Sie die Übung 2- bis 3-mal.*

### WIRKUNG

+ Die Schwimmbewegung ist eine klassische Übung, um vor allem die tief liegenden Rückenmuskeln zu trainieren und sich ein fittes Rückgrat anzueignen.
+ Daneben gewinnt besonders Ihre Schultermuskulatur an Kraft und Beweglichkeit.

PRÄVENTION

### TIPP

**Versuchen Sie, die Bauchspannung zu halten, und atmen Sie in Ihrem individuellen Atemrhythmus weiter ein und aus.**

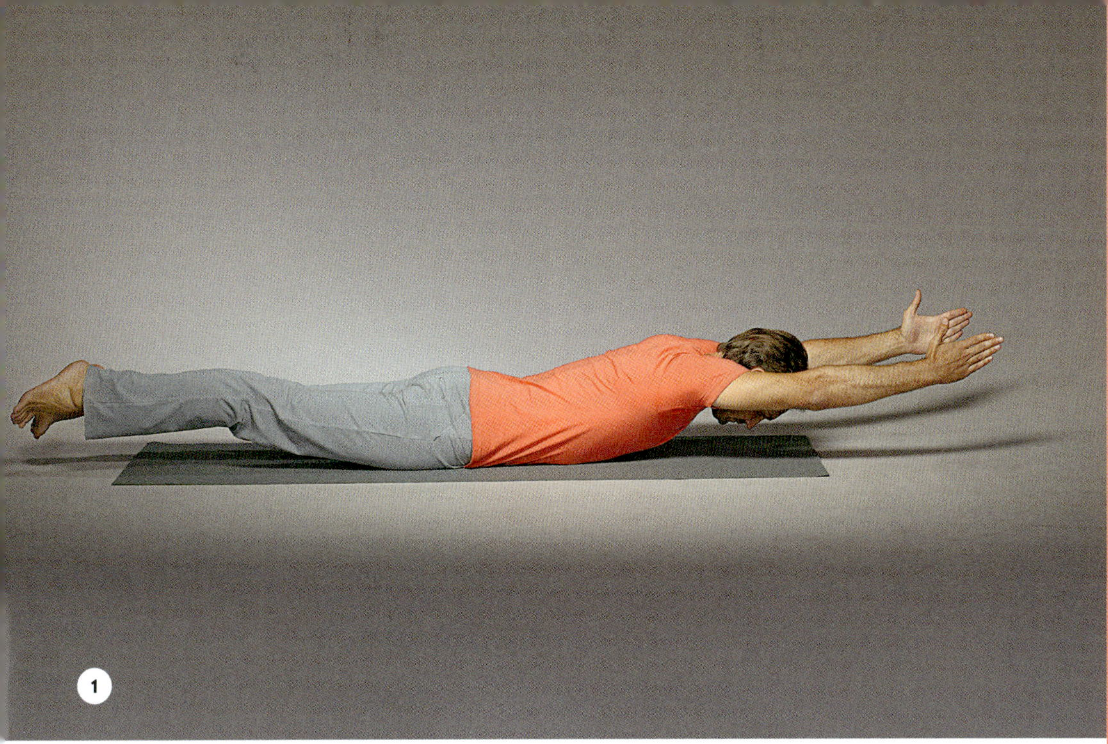
1

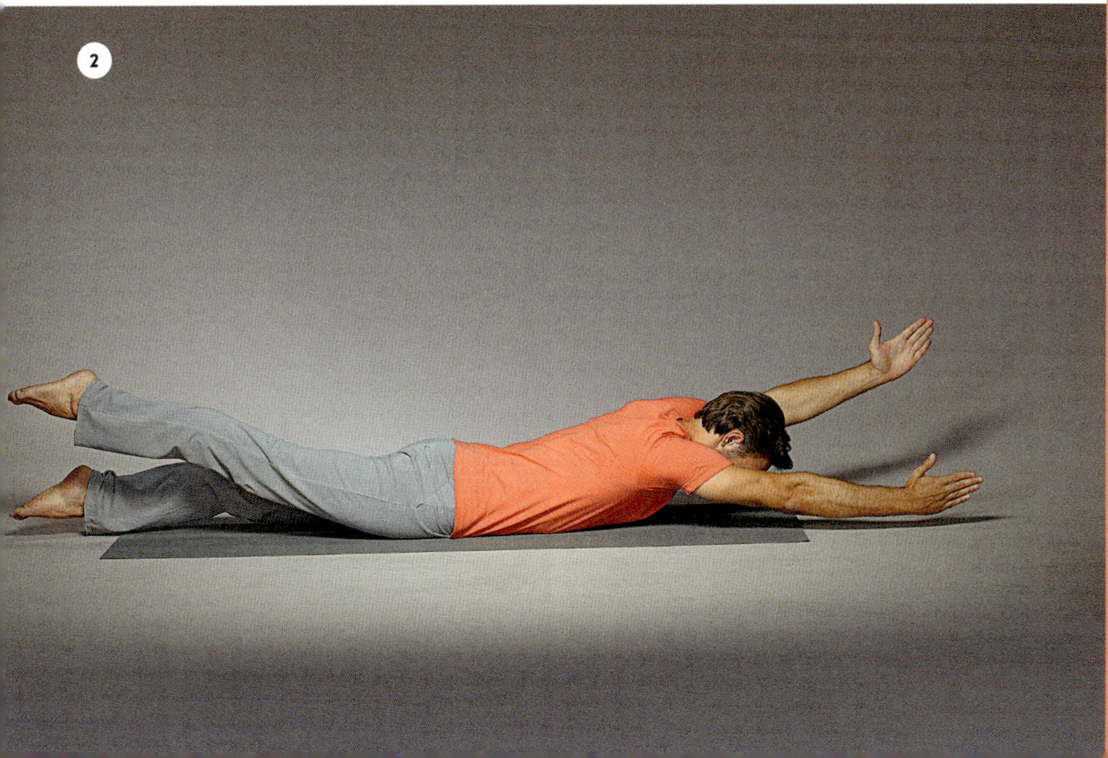
2

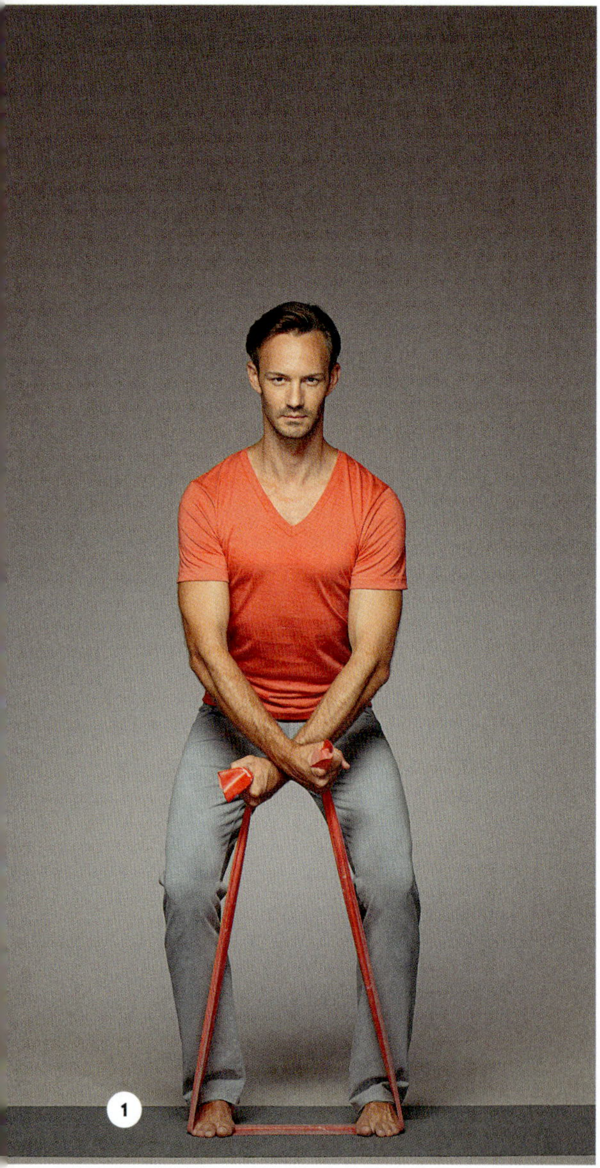
1

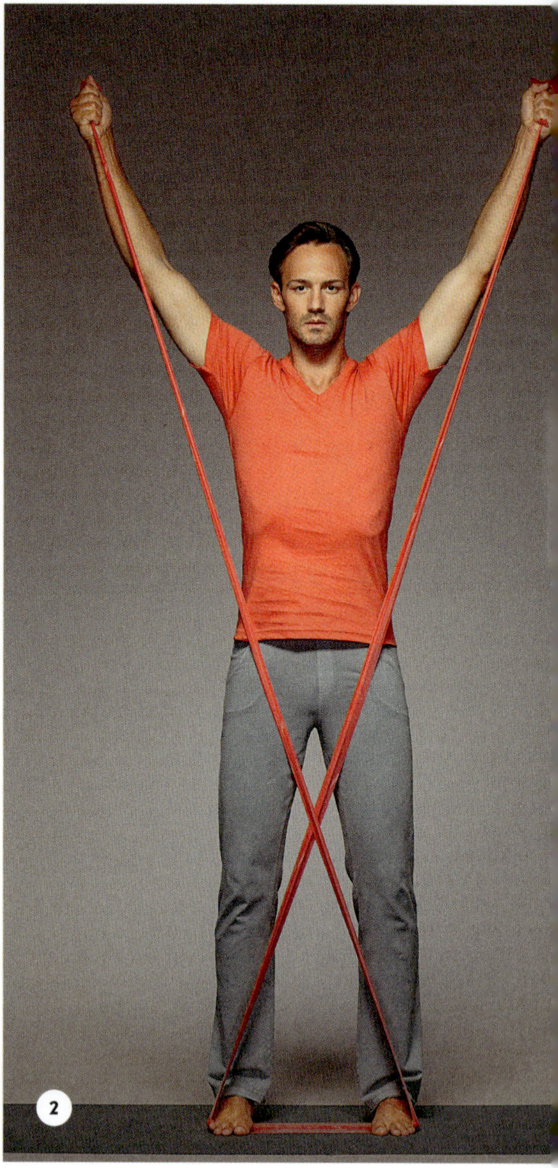
2

## KRAN

1 Für die Übung benötigen Sie ein langes Theraband. Stellen Sie sich mit hüftbreit geöffneten Beinen und leicht gebeugten Knien mittig auf das Band.

2 Kreuzen Sie die Arme vor dem Körper und greifen Sie die Enden des Bandes so, dass das Band leicht gespannt ist, wenn Sie den geraden Oberkörper ein wenig vorneigen.

3 Ziehen Sie mit dem nächsten Ausatmen den Bauchnabel ein und bauen Sie so eine feste und stabile Bauchspannung auf, die Ihre Lendenwirbelsäule bei der Bewegung schützt. (1)

4 Strecken Sie nun beim Ausatmen Ihre Knie und heben Sie gleichzeitig die gestreckten Arme über den Kopf. Die Arme ziehen dabei etwas nach außen in eine V-Position, die Daumen zeigen in der Endposition nach hinten. (2)

5 Beim Einatmen gehen Sie in die Ausgangsposition zurück.

→ *Wiederholen Sie den Ablauf 8- bis 12-mal.*

### WIRKUNG

+ Der Kran ist eine wichtige Ganzkörperkräftigungsübung für alle Schreibtischarbeiter, weil besonders die Brustwirbelsäule gestreckt und die Muskulatur zwischen den Schulterblättern intensiv trainiert wird, die für eine aufrechte Haltung verantwortlich ist.
+ Außerdem werden die gesamte Rückenstreckmuskulatur sowie die Muskulatur von Gesäß, Oberschenkelvorderseite und Schultern beansprucht.

### TIPP

**Die Bewegung ist sehr vielschichtig. Um davon wirklich zu profitieren, führen Sie sie langsam durch. Üben Sie anfangs eventuell vor einem Spiegel, um die Ausführung zu kontrollieren.**

PRÄVENTION

## DIAGONALES KREUZ

1 Sie benötigen für diese Übung ein Theraband. Stellen Sie sich mit hüftbreit geöffneten Beinen und leicht gebeugten Knien mittig auf das Band.

2 Kreuzen Sie es vor den Beinen und greifen Sie die Enden so, dass das Band leicht gespannt ist, wenn Ihre Hände an den Oberschenkeln liegen. (1)

3 Atmen Sie aus, ziehen Sie dabei den Bauchnabel ein, verlagern Sie Ihr Gewicht auf das rechte Bein und drücken Sie Ihr linkes Bein langsam und gestreckt gegen den Widerstand des Bands zur linken Seite ein wenig nach oben. (2)

4 Halten Sie diesen Einbeinstand für einige Atemzüge, bevor Sie zurück in die Ausgangsposition kommen und die Übung zur anderen Seite machen.

→ *Wiederholen Sie die Übung 8- bis 12-mal auf jeder Seite.*

### WIRKUNG

+ Diese Übung schult Ihr Gleichgewicht durch den Einbeinstand.
+ Sie kräftgt darüber hinaus Ihre tiefe Rumpfmuskulatur.
+ Durch das Training der abspreizenden Beinmuskulatur erreichen Sie eine stabile Schutzhülle aus Muskeln im Hüftbereich, die sich auch positiv auf die Lendenwirbelsäule auswirkt.

### TIPP

**Führen Sie die Übung langsam durch, um das Gleichgewicht gut halten zu können. Die Übung dient insgesamt dem Aufbau der Körperhaltung sowie der Sicherung der Stabilität bei allen Bewegungen.**

PRÄVENTION

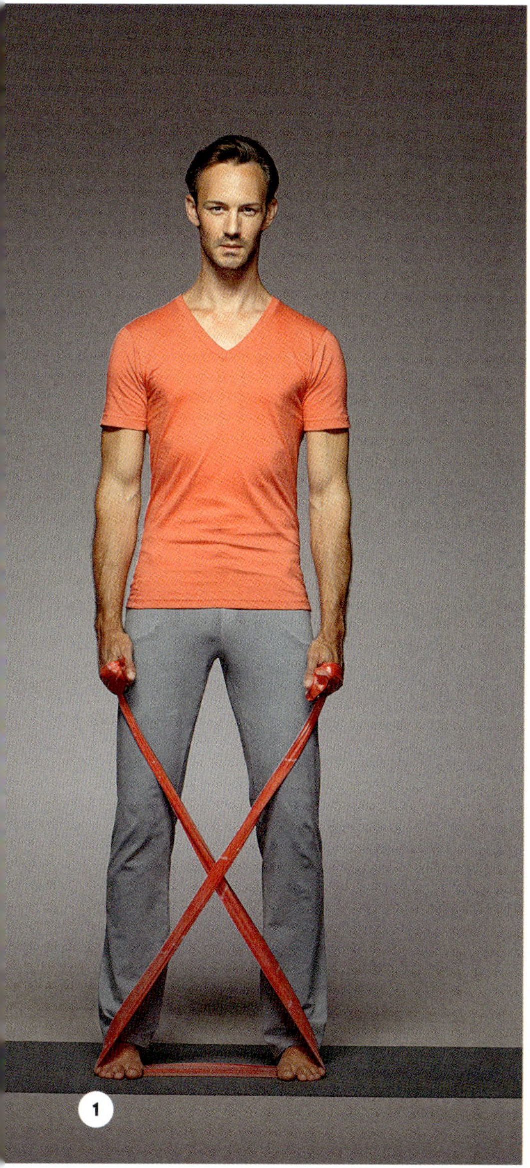

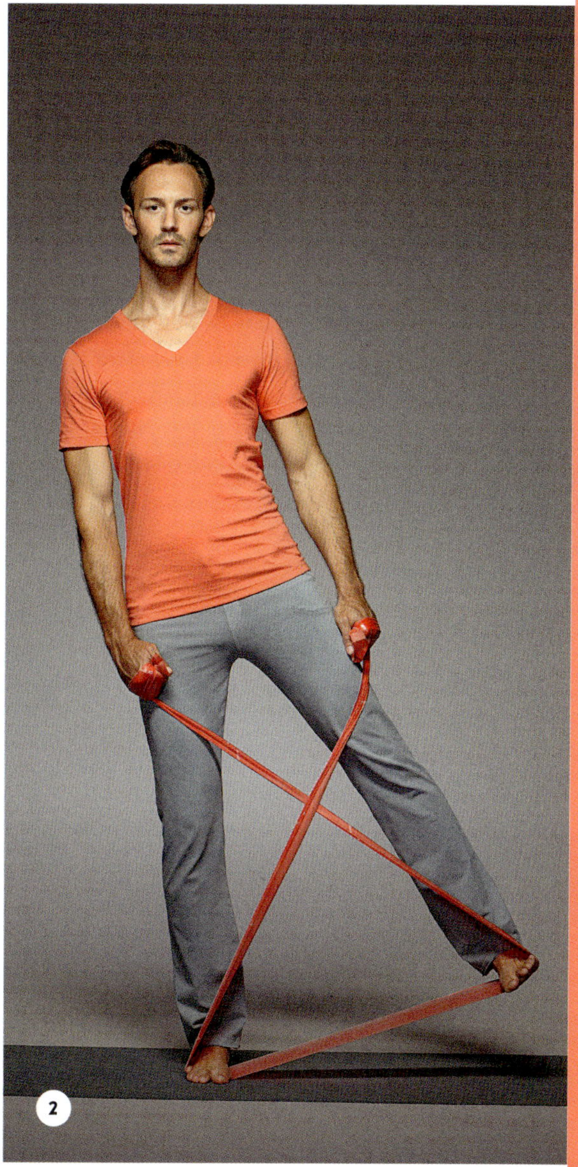

## PO-RUNDER

1 Gehen Sie in den Vierfüßlerstand: Platzieren Sie dazu die Knie senkrecht unter den Hüftgelenken und die Hände senkrecht unter den Schultergelenken. Die Finger zeigen nach vorn.

2 Stellen Sie die Zehen auf und führen Sie das Theraband um die Fußsohlen. Die beiden Enden fixieren Sie, indem Sie sie um die Hände schlingen. Justieren Sie das Band so nach, dass es gespannt ist. Ziehen Sie den Bauchnabel ein, um nicht in der Lendenwirbelsäule durchzuhängen. (1)

3 Strecken Sie beim Ausatmen das linke Bein langsam und kontrolliert gegen den Widerstand des Bands nach hinten bis in die Waagerechte. (2)

4 Mit der Einatmung kommen Sie wieder in Richtung Ausgangsstellung zurück, setzen das Knie jedoch nicht am Boden ab, sondern gehen mit der Ausatmung zur nächsten Wiederholung über.

→ *Wiederholen Sie die Übung 8- bis 12-mal (= 1 Satz) und wechseln Sie dann die Seite. Trainieren Sie beide Seiten noch für je 1 bis 2 Sätze.*

### WIRKUNG

+ Diese Übung kräftigt die gesamte Muskulatur im Gesäß- und Hüftbereich und sorgt so für eine gesunde Stellung Ihres Beckens und für eine gute Körperhaltung. Der große Gesäßmuskel richtet das Becken auf und ist wichtig beim beschwerdefreien Treppensteigen sowie beim Anheben von Gegenständen aus der tiefen Hocke und unterstützt damit den Lendenwirbelsäulenbereich.
+ Gleichzeitig sorgen gekräftigte kleine Gesäßmuskeln dafür, dass das Becken beim Gehen nicht zur Seite abknickt.

### TIPP

**Wenn Sie bereits nach einigen wenigen Wiederholungen ein Ziehen im Gesäßmuskel spüren und/oder wenn Sie beginnen, im Schultergürtel und/oder im Lendenwirbelsäulenbereich merklich durchzuhängen, können Sie die Bewegung auch komplett ohne Theraband ausführen.**

PRÄVENTION

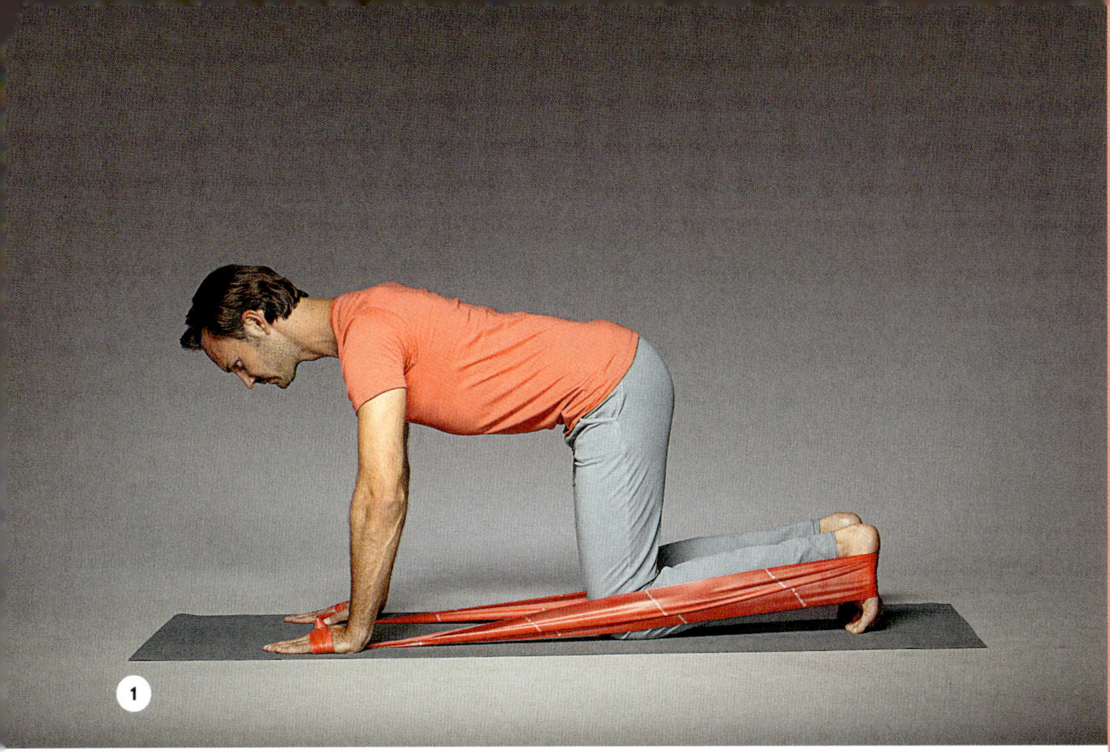
1

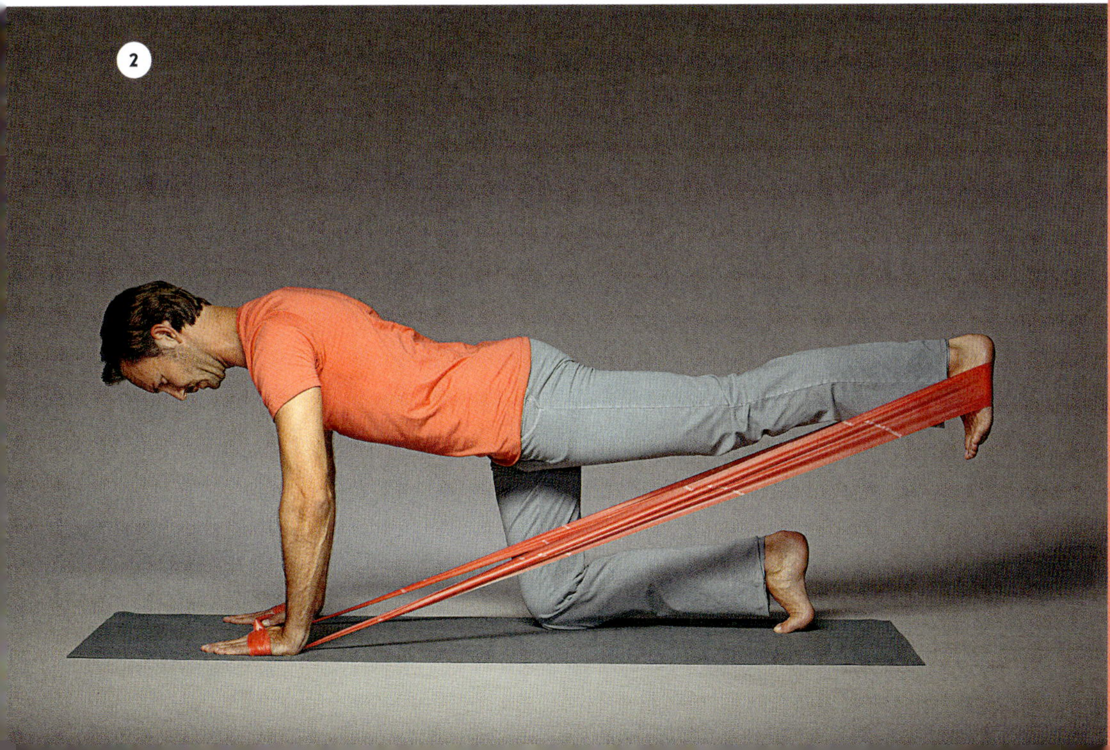
2

# Bücher, die weiterhelfen

## BÜCHER VOM AUTOR

**Rücken-Akut-Training (mit DVD)**
Gräfe und Unzer Verlag

**Das Turbo-Stoffwechsel-Prinzip**
Gräfe und Unzer Verlag

**Training in der Therapie**
Elsevier

mit Ulrike Schöber
**Das neue Psoas-Training**
Südwest Verlag

mit Ulrike Schöber
**9 Regeln für einen optimalen Stoffwechsel**
Ullstein Verlag

mit Bianca Biallas
**Der große Homeoffice Guide**
Herbig Verlag

## WEITERE BÜCHER

Bear, Mark F. u. a.
**Neurowissenschaften**
Springer Spektrum

Bimbi-Dresp, Michaela
**Das große Pilates-Buch**
Gräfe und Unzer Verlag

Butler, David; Moseley, Lorimer u.a.
**Schmerzen verstehen**
Springer Verlag

John D. Currey
**Bones: Structure and Mechanics**
Princeton University Press

Dreher-Edelmann, Gabriele
**Gymnastik für die Wirbelsäule**
Urban und Fischer

Kempf, Hans-Dieter u. a.
**Schnellhelfer Rückenschmerz**
rororo

Müller Wohlfahrt, Hans-Wilhelm u. a.
**Muskelverletzungen im Sport**
Thieme Verlag

Carla Stecco
**Atlas des menschlichen Faszien-systems**
Urban & Fischer Verlag

Trökes, Anna
**Yoga für mehr Energie und Ruhe**
Gräfe und Unzer Verlag

# Links, die weiterhelfen

**www.kneippbund.de**
Kneippbund e. V. – Bundesverband für Gesundheitsförderung und Prävention

**www.oesg.at**
Österreichische Schmerzgesellschaft

**www.physioaustria.at**
Bundesverband der Physiotherapeut*innen Österreichs

**www.schmerzliga.de**
Deutsche Schmerzliga e.V.

**www.physio-deutschland.de**
Deutscher Verband für Physiotherapie e. V.

**www.agr-ev.de**
Aktion Gesunder Rücken e. V.

**www.bdr-ev.de**
Bundesverband deutscher Rückenschulen e. V.

**www.physioswiss.ch**
Schweizer Physiotherapie Verband

**www.forum-ruecken.de**
Forum Gesunder Rücken – besser leben e.V.

**www.ingo-froboese.de**
Website des Autors

FORMEL FROBÖSE

Der Wegweiser für ein vitales und gesundes Leben

# Sachregister

# Verzeichnis der Übungen

## Erste Hilfe bei akuten Schmerzen



## Aktiv gegen Schmerzursachen



## Gesunder Rücken ein Leben lang

## LIEBE LESERINNEN UND LESER,

wir wollen Ihnen mit diesem Buch Informationen und Anregungen geben, um Ihnen das Leben zu erleichtern oder Sie zu inspirieren, Neues auszuprobieren. Wir achten bei der Erstellung unserer Bücher auf Aktualität und stellen höchste Ansprüche an Inhalt und Gestaltung. Alle Anleitungen und Rezepte werden von unseren Autoren, jeweils Experten auf ihren Gebieten, gewissenhaft erstellt und von unseren Redakteur*innen mit größter Sorgfalt ausgewählt und geprüft.

Haben wir Ihre Erwartungen erfüllt? Sind Sie mit diesem Buch und seinen Inhalten zufrieden? Wir freuen uns auf Ihre Rückmeldung. Und wir freuen uns, wenn Sie diesen Titel weiterempfehlen, in Ihrem Freundeskreis oder bei Ihrem Online-Kauf.

Sollten wir Ihre Erwartungen so gar nicht erfüllt haben, tauschen wir Ihnen Ihr Buch jederzeit gegen ein gleichwertiges zum gleichen oder ähnlichen Thema um.

## KONTAKT ZUM LESERSERVICE

GRÄFE UND UNZER VERLAG
Grillparzerstraße 8
81675 München
www.gu.de

# Impressum



GU ist eine eingetragene Marke der GRÄFE UND UNZER VERLAG GmbH, www.gu.de

ISBN 978-3-8338-8910-3
6. Auflage 2026

Aktualisierte Neuausgabe von »Rücken-Akut-Training«, GRÄFE UND UNZER VERLAG 2015, ISBN 978-3-8338-4626-7 (Erstausgabe 2010)



Projektleitung: Franziska Mohrfeldt
Lektorat: Daniela Weise
Bildredaktion: Nele Schneidewind
Umschlaggestaltung: Sabine Skrobek, ki36 Editorial Design; München
Layout: Bettina Stickel, ki36 Editorial Design, München
Herstellung: Petra Roth
Satz: Christopher Hammond
Reproduktion: Medienprinzen GmbH, München
Druck und Bindung: Firmengruppe APPL, aprinta druck, Wemding

Umwelthinweis:
Nachhaltigkeit ist uns sehr wichtig. Der Rohstoff Papier ist in der Buchproduktion hierfür von entscheidender Bedeutung. Daher ist dieses Buch auf PEFC-zertifiziertem Papier gedruckt. PEFC garantiert, dass ökologische, soziale und ökonomische Aspekte in der Verarbeitungskette unabhängig überwacht werden und lückenlos nachvollziehbar sind.

Die GU-Homepage finden Sie unter www.gu.de

Bildnachweis:
Cover: Sebastian Bahr; alle Übungsfotos: GU/Johannes Rodach (S. 5, 39–121). Innenteil und Klappe: Adobestock: S. 2 unten, 102; Getty Images: S. 18, 36, 58; Istock: S. 3, 10, 11, 17, 34, 60, hintere Klappe; mauritius images: S. 2 oben; plainpicture: S. 8, 24; Shutterstock: S. 23; Medical Art Service: S. 22; GU/Ingrid Schobel: S. 22; Arifé Aksoy: S. 22; Sebastian Bahr: S. 6.

Syndication:
www.imageprofessionals.com

Wichtiger Hinweis
Die Gedanken, Methoden und Anregungen in diesem Buch stellen die Meinung bzw. Erfahrung des Verfassers dar. Sie wurden vom Autor nach bestem Wissen erstellt und mit größtmöglicher Sorgfalt geprüft. Sie bieten jedoch keinen Ersatz für persönlichen kompetenten medizinischen Rat. Jede Leserin, jeder Leser ist für das eigene Tun und Lassen auch weiterhin selbst verantwortlich. Weder Autor noch Verlag können für eventuelle Nachteile oder Schäden, die aus den im Buch gegebenen praktischen Hinweisen resultieren, eine Haftung übernehmen.